DRA. ALYSSA DWECK
y ROBIN WESTEN

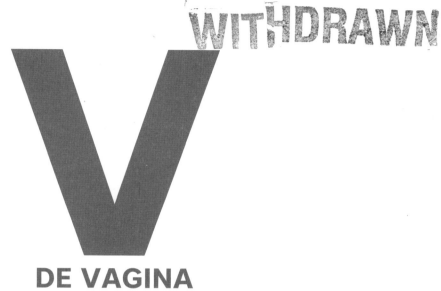

V

DE VAGINA

Guía completa para la mujer

De la **A** a la **Z**

*Todo lo que siempre
has querido saber:*
**SALUD, PLACER,
HORMONAS Y MÁS**

Grijalbo

Título original: *The Complete A to Z for your V.*
A Women's Guide to everything you ever Wanted to Know about your Vagina: Health, Pleasure,
Hormones, and more

Primera edición: noviembre de 2017

Diseño de cubierta: Burge Agency / adaptación de Penguin Random House Grupo Editorial
Diseño interior: Ashley Prine, Tandem Books
Ilustraciones: Laia Albaladejo

Impreso en Lavel Industria Gráfica, S. A.
Madrid

ISBN: 978-84-16895-38-0
Depósito legal: B-17.121-2017

DO 95380

Penguin
Random House
Grupo Editorial

Para Evan, el cerebro detrás de la operación

Alyssa Dweck

Para Howie, siempre

Robin Westen

Contenidos

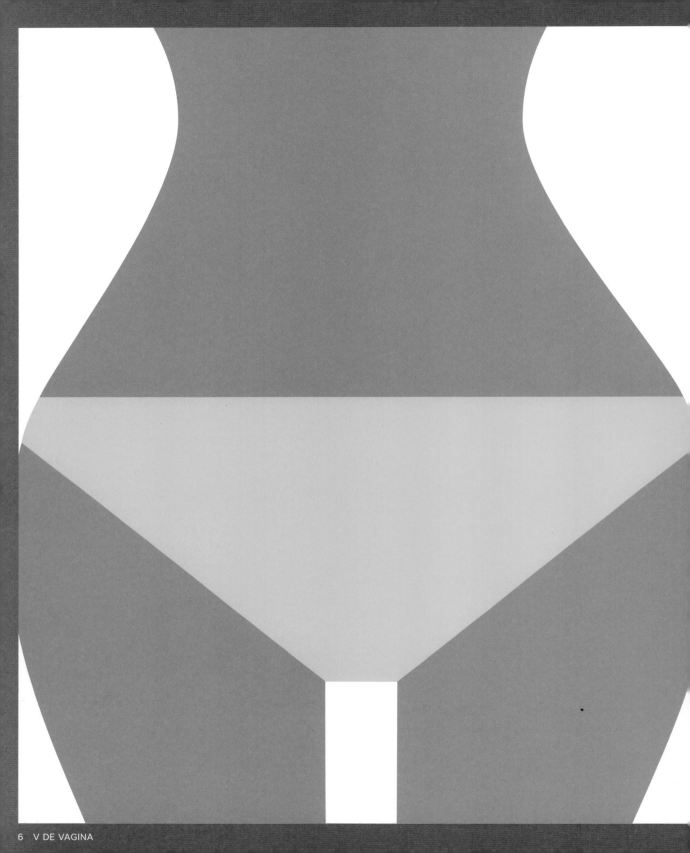

PRÓLOGO

¿Qué tiene la palabra «vagina»? En algunos círculos, en horario de máxima audiencia y en los medios de comunicación, la palabra «vagina» está prohibida por completo o se limita su uso. Por razones que desconozco, decir «vagina» se considera ofensivo, inapropiado, vulgar, indecente o profano. Soy ginecóloga. Me paso el día hablando de la vagina en el trabajo, en público e incluso a la hora de la cena. Para mí, es una parte del cuerpo similar a un brazo, a una pierna o a una nariz.

He visto miles de vaginas y he aprendido una cosa: que las mujeres quieren saber si lo que tienen ahí abajo es normal. Se muestran curiosas, interesadas, emocionadas, eufóricas, petrificadas, mortificadas, llorosas o aterradas por la necesidad de saber lo que es normal y lo que no. Buscan aliento, guía y camaradería en lo referente a la vagina. Tal vez por eso estés leyendo esto ahora.

La verdad sea dicha, mis amigas, mis conocidas e incluso algunas desconocidas que están al tanto de mi profesión me preguntan por Facebook, en el supermercado y en el gimnasio. Todas tienen preguntas y preocupaciones sobre sus vaginas. Algunos problemas son simples; otros, no tanto. Pero hay algo seguro: cuando hablo de la vagina, las mujeres me prestan atención. Se acercan para oír las últimas noticias. Por eso tenía que escribir este libro. Quiero hablar de la vagina, desmitificarla y librarla del tabú que la rodea.

En vez de hablar de infecciones vaginales en el pasillo del súper o de labioplastia en la cinta de andar, quiero que mi voz se oiga alta y clara, quiero educar a las mujeres con un libro ameno, que no resulte amenazante y que sea directo. Quiero compartir información médica fiable y reciente, y quiero divertirme en el proceso.

Así que aquí está: ¡una guía graciosa pero informativa de la a veces misteriosa y siempre sorprendente VAGINA! Algunos capítulos son más «médicos» que otros, pero todos tratan de ella. Habrá quien se avergüence al leer algunos capítulos y tal vez quien se ofenda, pero vaya por delante que toda la información procede de las experiencias que he tenido la suerte de compartir con mis pacientes a lo largo de los años; unas experiencias de las que creo que puede beneficiarse la mayoría de las mujeres.

Por favor, lee, ríe y aprende. ¡Vamos a hablar de la vagina!

ALYSSA DWECK

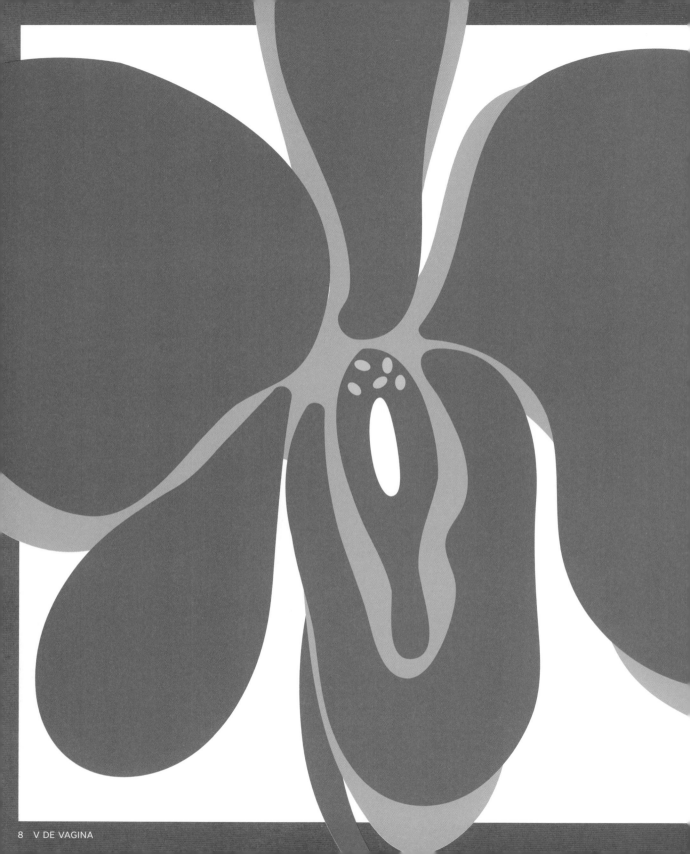

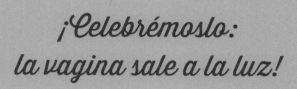

¡Celebrémoslo:
la vagina sale a la luz!

INTRODUCCIÓN

Nuestras V: son tema de conversación en la sobremesa, se discutió de ellas en *Veep*, habló de ellas Chelsea Handler, las describieron en *Broad City*, hicieron chistes de ellas en *Real Time with Bill Maher*, tuvieron rap gracias a Lil Wayne, se mofaron de ellas en *Date Night*, disfrutaron de ellas en *Girls*, las retrataron, las representaron en cuevas, las esculpieron en paredes, les dedicaron monólogos en Broadway, las prohibieron, las embellecieron, las deificaron, las perforaron, las depilaron, las untaron de crema y de aceite, las estiraron, las encogieron, las tatuaron, las glorificaron, las despreciaron y las mitificaron. Hay miles de coloquialismos para describirlas: juju, papo, chocho, toto, conejo y un largo etcétera. Hay tazas, camisetas, canciones, poemas, bolis, lápices, carteles e imanes con la palabra «vagina» impresa o descrita. Después de años convertidas en tema tabú, las partes femeninas están viviendo un fabuloso renacimiento y ahora la gente puede hablar sin tapujos de sus cositas, sus experiencias, su salud y sus derechos.

La cultura no es lo único que cambia en el mundo de las vaginas. De repente, parece que hay todo un mercado para darle vidilla a la vagina. Los procedimientos para encogerla, esculpir los labios o restaurar el himen son la rama de la cirugía estética que más crece en Estados Unidos, hasta un 70 % de 2015 a 2016. Spas en Nueva York, Los Ángeles o Washington DC ofrecen «rejuvenecimiento vaginal», que puede implicar la irrigación de la vagina, introducir un «aliento» a menta, masajear el clítoris para darle mayor sensibilidad o aplicar una crema con efecto tensor que promete «rejuvenecer» el aspecto de la vagina durante 24 horas. (¡Como Cenicienta para el baile!) También está la recomendación de Gwyneth Paltrow de limpiar la vagina con baños de vapor y los dispositivos láser y de radiofrecuencia que prometen solucionar su flacidez, su decoloración y otras cosas. Podríamos seguir hasta el infinito y más allá.

Sin embargo, pese a toda la atención, la mayoría no sabemos un pimiento de nuestras partes. Por ejemplo, Summer's Eve, una empresa de compresas, hizo una encuesta a mujeres de todos los estratos en Estados Unidos y descubrió que casi el 60 % tenía problemas con la palabra «vagina».

¿Necesitas más pruebas de que con respecto a nuestras V estamos a oscuras pero queremos más luz? Lee los datos de la Asociación de Profesionales de la Salud Reproductiva de Estados Unidos:

- Si bien las mujeres se autoexploran las mamas con regularidad, solo la mitad (49 %) de las encuestadas se han autoexplorado la vagina. El 24 % no se ha mirado la vagina en más de un año. Qué triste.

- Dos tercios de las encuestadas (65 %) creen que la salud y la investigación vaginales no han recibido la atención adecuada. Pues sí.

- Más de la mitad de las encuestadas (59 %) cree que en la sociedad abundan las ideas equivocadas en cuanto a la vagina. Tal cual.

- El 90 % de las encuestadas cree que es importante que las mujeres tengan los conocimientos adecuados acerca de las vaginas. Hola… para eso estoy yo aquí.

- Casi 3 de cada 4 encuestadas (73 %) creen que la vagina es un tema escandaloso. ¡Uf!

- Algunas mujeres consideran que su vagina es algo «feo», «asqueroso», «sucio» y «vergonzoso». Pues voy a decir algo: ¡esto se tiene que acabar!

- Solo la mitad de las encuestadas (51 %) se considera muy conocedora de su vagina. ¡Vamos a cambiar el dato!

> *De igual manera que los cuerpos de las mujeres son más blandos que los de los hombres, su comprensión es más aguda.*
>
> CHRISTINE DE PISAN

La buena noticia: la cosa está cambiando a gran velocidad. En primer lugar, he descubierto en mi consulta que las mujeres están más dispuestas a hablarme de los problemas que tienen antes y después de la menopausia. Y es una ventaja. Además, desde hace unos años las mujeres tienen que lidiar con un montón de problemas nuevos, como las infecciones a causa de la popular depilación brasileña total, de los piercings fallidos y de los tatuajes malogrados, o la irritación provocada por las veloces clases de *spinning*. Se está cuestionando el uso de estrógenos y de una vacuna controvertida (aunque cada vez menos, porque los estudios demuestran que no promueve la «promiscuidad»... ¡Uf con la palabreja!) para proteger a las niñas del VPH (virus del papiloma humano o verrugas genitales). De hecho, la fórmula más reciente, Gardasil 9, protege contra las cepas más corrientes de VPH y es obligatoria para todas las niñas en Virginia. Además, se han rediseñado los tampones (algunos impregnados de hierbas) y compresas, y hay un furor por las estupendas copas menstruales, un montón de maravillosos juguetes sexuales nuevos, los salvaslips para ir sin ropa interior, la pasión por enjoyar la vagina, el nuevo acercamiento a las vitaminas y la soja,

nuevos tratamientos para la vulvodinia (el dolor crónico vulvar que sufren muchas mujeres) y muchísimas más cosas. Incluso hay rumores de que los investigadores han descubierto el punto A, que según algunos deja a la altura del betún al punto G a la hora de conseguir un ORGASMO. Quizá sea más mito que verdad, porque la investigación es tan exigua como un tanga. Más notoria en nuestro radar del placer es la fascinación con la eyaculación femenina (*squirting*), aunque un reciente estudio publicado en el *Journal of Sexual Medicine* dice que seguramente no sea más que un chorrito de orina.

Si algo no te suena, ¡no te preocupes! Este libro te lo va a contar todo. Las mujeres anhelamos conocer el interior de nuestras vaginas... y con toda la razón. A lo mejor por eso Google tiene 21 millones de entradas para «vagina». Queremos estar a la última en todo, desde autoexploraciones, tampones, citologías, cunnilingus, infecciones vaginales y alergias al semen hasta vellos enconados, ejercicios de Kegel, lubricantes y mucho... pero que mucho más. Por desgracia, internet es una fuente de desinformación escrita por gente que no tiene ni idea de lo que dice. Mi objetivo es darte hechos, actualizados y sin prejuicios.

Querida Kitty:
Me gustaría preguntarle a Peter si sabe cómo son las niñas ahí abajo. No creo que los niños sean tan complicados como las niñas. Se puede ver lo que tienen los niños en fotografías de hombres desnudos, pero con las mujeres es distinto. Los genitales, o como se llamen, de las mujeres se esconden entre sus piernas...

El diario de Ana Frank

LA V A LO LARGO DE LA HISTORIA

Lo primero es lo primero. Vamos a echarle un vistazo al caleidoscopio cultural, de la moda actual de labios pequeños y vulvas casi infantiles a la moda de la pelambrera y hasta que esta desapareció; de las neovaginas para los que han nacido sin ellas a las personas trans. Hay muchas clases de vaginas en el mundo y eso queda claro en la forma en la que se reflejan en la sociedad, el arte, la literatura, la pornografía y en otros ámbitos... aunque cualquiera lo diría por el porno que impera hoy en día...

Dicho esto, todos empezamos con la vagina en cierto modo: te concibieron y te parieron, ¿no? O, como dice Catherine Blackledge, la autora de la impresionante *Historia de la vagina*: «La vagina es el punto del placer sexual femenino, el lugar de la creación humana y el canal de su nacimiento».

Naomi Wolf, escritora que se autoproclama feminista, aborda nuestras partes femeninas desde una perspectiva histórica: «Nuestra forma de comprender y de ver la vagina en ciertos momentos de la historia es una metáfora de la actitud hacia las mujeres y de cómo se las anima a verse a sí mismas. Desde los griegos, pasando por los romanos hasta Freud, desde la pornografía hasta las diosas de la salud, hay una historia de este maravilloso órgano, el "continente negro" de la sexualidad femenina, que se merece tener su historia».

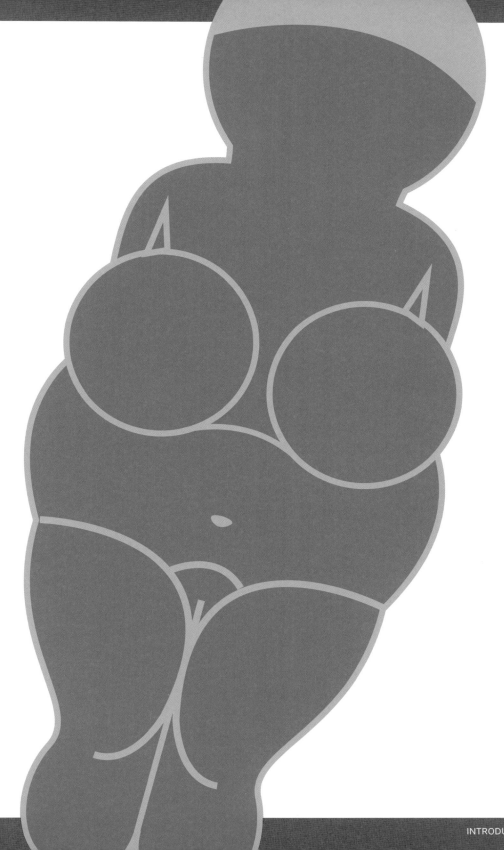

> *Considero que la vagina es un icono, sagrado, inviolable, adorado; la hermana y la fuente de la que brota toda vida humana.*
>
> CATHERINE BLACKLEDGE

Cierto, la narración histórica, artística y literaria de nuestras vaginas va desde lo increíble hasta lo alarmante y refleja la visión cultural de la sexualidad. Antes del siglo XIX, los términos para designar la vagina eran afectuosos y amables. Incluso la palabra inglesa *cunt* («coño»), una de las más antiguas para definir los genitales femeninos, se refería a algo cálido y acogedor. De hecho, antes del siglo XV, «cunt» era como cualquier otra palabra, tan asimilada en el vocabulario que se usaba para nombrar calles. Alrededor de 1230, por ejemplo, en Londres había una calle llamada Gropecunt Lane, y en París había una rue Grattecon, que viene a ser «picacoños» (en ambas se practicaba la prostitución). Pero, tras el siglo XV, la palabra *cunt* fue tabú absoluto. Se prohibió su uso en discursos y libros impresos, y se convirtió en delito publicarla.

Vagina (¡Qué!)... Vagina (¡Qué!)...
Quiero tirarme a tu vagina (uf).
Vagina (¡Qué!)... Vagina (¡Qué!)...
¿Qué hora es? Es vagina.

Jon Lajoie, «E=MC Vagina»

Pero atenta: la palabra «vagina», mucho más neutra (aunque de un tiempo a esta parte se ve y se oye en los anuncios de medicamentos contra la sequedad y el escozor vaginal) casi no se usa en la publicidad, ¡ni aunque sea de tampones! Menos mal que esta perspectiva mojigata de la vagina no lo impregna todo. De hecho, a lo largo de la historia, muchas culturas han celebrado la maravillosa y gloriosa anatomía femenina. El arte vaginal arcaico nos ha dejado estatuillas, amuletos y figuritas, y también lo vemos en sellos, joyas, esculturas, exposiciones y cuadros en los museos modernos.

Se han encontrado imágenes de vulvas grabadas en piedra que datan del Paleolítico, en cuevas de Francia, España y Rusia, así como en otros países. Una de las representaciones más alucinantes de la vagina está en una cueva de Vienne, Francia. Allí tallaron una impresionante trinidad de vulvas en una piedra, hace 17.000 años.

Un grupo de arqueólogos alemanes descubrió en 1896 un templo en Turquía del siglo V a.C. Dentro había siete estatuillas femeninas de terracota. Lo que hace que sean tan especiales es que el artista las creó de forma que la cara, el estómago y los genitales se fundieran en una sola imagen. De hecho, son, sin lugar a dudas, mujeres vulva.

Pero estas chicas no se llevan el premio gordo por la vulva más sobresaliente. Ese se lo lleva una figurita datada entre el 23.000 y el 21.000 a.C., tallada en limonita y encontrada en el sur de Francia. Esa figurita de Venus muestra una enorme vulva ovalada que está un pelín descentrada.

Algunos de los ejemplos más antiguos de imágenes con faldas levantadas y vulvas al aire son del 1.400 a.C. y se encuentran en un sello cilíndrico sirio. En él se puede ver a tres mujeres bien abiertas de piernas o levantándose la ropa para dejar a la vista, con orgullo y sin prejuicios, sus impresionantes vaginas.

Los historiadores dicen que es increíble que esas obras «vaginísticas» hayan sobrevivido, teniendo en cuenta que se ordenó la destrucción, el enterramiento o la quema de un gran número de ellas antes de llegar al siglo XVII. Muchas gracias, Inglaterra.

La cultura africana no tuvo prisas para condenar la exposición de la vagina. Hasta el siglo XX fue muy habitual en algunas culturas africanas exponer la vagina para avergonzar a alguien, en plan: «Oye, no te olvides de dónde saliste, colega».

En otras zonas se siguen venerando las vulvas creadas por formaciones rocosas naturales. Por ejemplo, los padres japoneses animan a sus hijos a jugar cerca de rocas que parecen genitales. Son muy famosas las formaciones rocosas de Kyushu. Se cree que estas rocas dan buena suerte y salud a cualquiera que esté cerca. Lo mismo pasa en Tailandia con la isla de Koh Samui. Allí hay dos vulvas rocosas en los acantilados que dan al mar y que se usan como lugar no solo de oración, sino también de peregrinaje. Los turistas que visiten esas formaciones tan eróticas por la mañana temprano verán a los nativos dejar ofrendas florales en el lugar sagrado.

El sánscrito tiene la palabra *yoni* para decir «vagina», que significa «útero», «origen», «fuente» y «universo». Y no olvidemos a los antiguos egipcios, enamorados de ella. Se centraron en el triángulo invertido y lo convirtieron en el símbolo de la creatividad sagrada. Tal vez por eso la entrada a la cámara de la reina en la pirámide de Keops se marca con un triángulo invertido. Por cierto, si pudieras examinarlo, el mismo triángulo se encuentra en la estructura interna del útero. Y, para no quedarse atrás, la teoría tántrica considera que la vagina es la entrada al pasado y al futuro.

Al hilo de estas interioridades, el famoso texto taoísta *El maravilloso discurso de Su Nü* explica que hay ocho variedades y tamaños de vaginas. De menor a mayor, se las conoce como:

- Cítara o cuerda de laúd
- Dientes de castaña de agua
- Valle pacífico o pequeño arroyo
- Oscuridad o perla misteriosa
- Simiente del valle o cuenca del valle
- Palacio de las maravillas o cámara profunda
- Puerta interior o puerta de la prosperidad
- Polo Norte

Reinier de Graaf, un brillante médico holandés del siglo XVII, anatomista y admirador de la vagina, hizo un descubrimiento crucial para la biología reproductiva. Fue efusivo y poético al describir la habilidad de la vagina como la anfitriona perfecta.

La vagina de la mujer está hecha con tanta astucia que se acomoda a todos los penes. Saldrá al encuentro del corto, se retirará ante el largo, se dilatará con uno ancho y se estrechará con uno delgado. La naturaleza ha tenido en cuenta a todos los penes. No hay necesidad de buscar una vaina del mismo tamaño de tu hoja... Así cualquier hombre puede unirse a cualquier mujer, y cualquier mujer a cualquier hombre.

Con esta idea en mente, la de que las vaginas son capaces de acoger cualquier tamaño de pene, ¿sorprende que los vibradores triunfaran tanto en casa como en la consulta del médico? Si bien este encaje tan perfecto entre tamaños puede llevar a creer que la satisfacción con el pene es habitual, hay que decir que alcanzar el orgasmo no siempre (ni a menudo) va de penes. Incluso en los mojigatos Estados Unidos, allá por 1890, las mujeres podían comprar por 5 dólares un vibrador portátil que se anunciaba como «perfecto para las escapadas de fin de semana». Eso acabó reemplazando el pago de 2 dólares por visita al médico para que este estimulara el clítoris hasta provocar el orgasmo. Sí, se hacía para «curar la histeria» (lo que se tomó por una enfermedad nerviosa femenina, provocada por sus canales de parto, cuya raíz griega, *hystéra*, significaba «útero»). Mmm... no creo que eso lo cubran los seguros médicos hoy en día.

Por desgracia, en algunas culturas no se celebra la versatilidad y la habilidad de la vagina para sentir placer. Tanto si se llama mutilación genital femenina como ablación del clítoris, circuncisión femenina o clitorectomía, es una práctica que va desde hacer un corte hasta extirpar el clítoris y cortar los labios mayores para coserlos y dejar una pequeña abertura. Este horror se remonta a la Antigüedad. Se suele realizar en niñas como ritual, con la supuesta finalidad de proteger la virginidad de la niña y reducir su deseo sexual. Dado que se lleva a cabo en condiciones poco higiénicas, incluso en la actualidad su práctica puede provocar graves hemorragias, infecciones, dolor incapacitante y la muerte. Las consecuencias a largo plazo de una práctica tan atroz pueden incluir la incapacidad de orinar o de expulsar la sangre menstrual, dolor durante las relaciones sexuales y partos más largos. Por no hablar del trauma psicológico y social que afecta a las víctimas.

CELEBREMOS LA VAGINA

En vez de terminar el apartado con algo triste, celebremos nuestras increíbles vaginas con la literatura y el arte modernos. Este libro no estaría completo sin felicitar a Eve Ensler, autora del icónico *Monólogos de la vagina*. Ensler sacó a la vagina del armario de los genitales al preguntarles por ella a un grupo diverso de más de doscientas mujeres: jóvenes y ancianas; casadas y solteras; heterosexuales, bisexuales y homosexuales; de clase obrera, clase alta y profesionales del sexo; mujeres de distintas etnias. Cuando Ensler lee los monólogos, reproduce algunos palabra por palabra, otros los altera un poco y algunos son impresiones personales. Los temas, todos relacionados con la vagina, incluyen cosas como el aspecto, lo que entra y lo que sale, la menstruación y el parto y, en tono más juguetón, «Si tu vagina se vistiera, ¿qué se pondría?» o «Si tu vagina hablara, ¿qué diría? En dos palabras».

La artista feminista Judy Chicago hizo un trabajo fantástico al romper la barrera visual de la vagina en su obra *The Dinner Party*, una instalación artística compuesta por 39 servicios de porcelana que representaban a mujeres míticas o famosas a lo largo de la historia y que expuso de 1974 a 1979. Pese a la reticencia del mundo artístico a las vaginas, fue expuesta en dieciséis salas de seis países en tres continentes distintos y tuvo un millón de visitas. Desde 2007 forma parte de la colección permanente del Brooklyn Museum de Nueva York.

Más moderno es el arte vaginal del británico Jamie McCartney, oriundo de Brighton. McCartney convenció a 400 mujeres, de entre 18 y 76 años, para que se abrieran de piernas y él pudiera sacar un molde de sus vaginas y sus vulvas y exponerlos. McCartney tardó cinco años en componer su laboriosa obra. Incluía a madres e hijas, gemelas, hombres y mujeres trans, así como a una mujer antes y después del parto, y a otra antes y después de una labioplastia. McCartney usa la sorpresa, el humor y el espectáculo para educar a las masas en el aspecto de las mujeres normales.

¡ALELUYA!

¿CUÁNTO SABES SOBRE TU VAGINA?

PON A PRUEBA TU CONOCIMIENTO SOBRE LA VAGINA

1. El porcentaje de mujeres que no tienen un orgasmo durante el coito es de...
   - a. 10 %
   - b. 50 %
   - c. 75 %

2. ¿Quién descubrió el punto G?
   - a. Walt Disney. ¡Porque no existe!
   - b. Helen Gurley Brown.
   - c. Ernst Gräfenberg, un ginecólogo alemán.

3. ¿Por qué se puede practicar el sexo durante el embarazo?
   - a. Porque, si no se pudiera, no te pondrías cachonda.
   - b. El bebé está protegido dentro del útero, rodeado de líquido.
   - c. ¡No se puede! ¡Abstente!

4. La píldora del día después es un...
   - a. Gran contraceptivo.
   - b. Tratamiento para prevenir un embarazo después del sexo sin protección.
   - c. Sueño, nada más.

5. Las infecciones vaginales pueden deberse...
   - a. Al uso de salvaslips.
   - b. A los antibióticos.
   - c. A ambas cosas.

6. Si crees que tienes la vulva demasiado «gorda», puedes...
   - a. Plantearte una labioplastia.
   - b. Hacer ejercicios para esa zona o dieta para perder peso también ahí.
   - c. Quererla y dejarla como está; las vulvas tienen muchas formas y tamaños.

7. ¿Qué es la «zona de transición»?
   - a. El final de la edad fértil y el comienzo de la menopausia.
   - b. Una zona del cérvix donde están las células escamosas y las glandulares.
   - c. La entrada a unos orgasmos increíbles.

8. No necesitan citología las...
   - a. Menores de 16 años que no hayan mantenido relaciones sexuales.
   - b. Mayoría de las mujeres entre 30 y 40.
   - c. Mujeres que han sufrido una histerectomía subtotal, conservando el cérvix.

9. Una verruga vulvar es...
   a. Un indicio potencial de cáncer. Ve al médico ya.
   b. Una protuberancia de la piel. Tranquila.
   c. Bultitos blancos bajo la piel de la vulva.

10. Un causante común de la disminución de la libido es...
    a. El azúcar.
    b. El ejercicio.
    c. Sentirse poco atractiva.

11. ¿Qué ayuda a paliar el dolor de la depilación con cera?
    a. Resguardar la zona 24 horas antes y después (ni rayos UVA ni sol).
    b. Una faja.
    c. Depilarse semanalmente.

12. Lugar habitual de la vagina para hacerse piercings:
    a. Los labios menores.
    b. El capuchón del clítoris.
    c. Los labios mayores.

13. ¿Quién puso de moda las duchas vaginales?
    a. Carrie Bradshaw.
    b. Gwyneth Paltrow.
    c. Lady Gaga.

14. Para mantener bonitas tus partes femeninas debes...
    a. Ducharte con frecuencia.
    b. Darte baños de espuma.
    c. Llevar ropa interior de algodón o no llevar nada.

15. ¿Las mujeres pueden sufrir adicción al porno?
    a. ¡Qué va!
    b. Sí. ¿Y qué?
    c. En las mujeres es poco frecuente.

16. Tanto la gonorrea como la clamidia se tratan con...
    a. Antibióticos.
    b. Lavados vaginales.
    c. Abstinencia.

17. Los dolores menstruales se alivian con...
    a. Chocolate.
    b. Sexo.
    c. Ejercicio aeróbico.

18. En la menopausia muchas mujeres experimentan...
    a. Sofocos.
    b. Dolores.
    c. Pérdida de peso.

19. Una mujer que busque un embarazo debería mantener relaciones...
    a. Durante los días 1 al 4 de un ciclo de 28.
    b. El día 14 de un ciclo de 28.
    c. Dependiendo de su ciclo, durante los días de la ovulación, del 10 al 19.

20. Los tampones se asocian al...
    a. VIH.
    b. Síndrome del shock tóxico.
    c. Cáncer cervical.

21. ¿Cuál es una causa común de infertilidad?
   a. Enfermedades de transmisión sexual.
   b. Problemas psicológicos.
   c. Falta de ejercicio físico.

22. Si ves un agujero diminuto en el diafragma...
   a. Tápalo con gel espermicida.
   b. Compra uno nuevo.
   c. No hagas nada. Es poco probable que el semen pase.

23. Durante la perimenopausia deberías seguir usando un método anticonceptivo...
   a. Hasta que te falte la regla un mes.
   b. Hasta que lleves un año entero sin la regla.
   c. No hace falta usarlo en esa etapa.

24. Una afirmación verdadera sobre el VPH:
   a. No se transmite con condón.
   b. Se trata de un virus poco común, es poco probable que lo pilles.
   c. En la mayoría de los casos no degenera en cáncer de cérvix.

25. Una colposcopia es...
   a. Un método anticonceptivo.
   b. Un examen microscópico del cérvix para buscar células atípicas.
   c. Una app nueva de ginecología para tu móvil.

26. Un quiste de Bartolino no puede tratarse...
   a. Con baños calientes, analgésicos y drenaje.
   b. Sin hacer nada, puede desaparecer solo.
   c. Practicando mucho sexo para que explote.

27. Las infecciones urinarias pueden prevenirse de varias maneras, salvo...
   a. Limpiándote desde delante hacia atrás cuando vas al baño.
   b. Aguantándote las ganas de hacer pis todo el día.
   c. Orinando antes y después de mantener relaciones sexuales.

Verdadero o falso

28. El flujo vaginal siempre es síntoma de una infección.
   Ⓥ Ⓕ

29. La libido baja se debe a los reducidos niveles hormonales y se cura tomando hormonas.
   Ⓥ Ⓕ

30. El sangrado rectal se debe siempre a las hemorroides. No es necesario un examen médico.
   Ⓥ Ⓕ

31. Se puede contraer el herpes genital practicando sexo oral.
   Ⓥ Ⓕ

32. Las píldoras anticonceptivas protegen del cáncer de ovarios y de útero.
   Ⓥ Ⓕ

TU PUNTUACIÓN

Anótate cinco puntos por cada respuesta correcta. Después, súmalo todo y comprueba más abajo el resultado. Descubrirás así cuánto sabes realmente sobre la vagina.

RESPUESTAS

1. C	14. C	27. B
2. C	15. B	28. F
3. B	16. A	29. F
4. B	17. B	30. F
5. C	18. A	31. V
6. A/C	19. C	32. V
7. B	20. B	
8. A	21. A	
9. B	22. B	
10. C	23. B	
11. A	24. C	
12. B	25. B	
13. B	26. A	

SI TU PUNTUACIÓN ESTÁ ENTRE 140 Y 160 PUNTOS:

¡Felicidades, amiga! Tu conocimiento sobre la vagina y sobre otros aspectos de tu salud femenina es superior a la media. Esto no solo te servirá física, emocional y sexualmente, sino que seguro que te ha convertido en la consejera habitual de esas amigas que se sienten un poco inseguras acerca de sus partes femeninas. Pero ojo con dormirse en los laureles. A veces ser la sabelotodo hace que muchas mujeres se salten las citas médicas, sobre todo la revisión anual con el ginecólogo. Una mujer lista, leída y espabilada como tú debería recordar que hay que buscar ayuda cuando surge un problema. Es la mejor forma de poner en práctica todo lo que sabes sobre la vagina.

SI TU PUNTUACIÓN ESTÁ ENTRE 90 Y 135 PUNTOS:

Tienes conocimientos básicos sobre la vagina, y ese es uno de los motivos por los que la cuidas bien, además de cuidar el resto de tu salud. Pero hay ciertas áreas que deberías mejorar. Repasa las respuestas y descubre dónde tienes que aplicarte más. Después, lee el libro para corregir esas carencias y saber mejor lo que está pasando ahí abajo. Posees el potencial para captar no solo los fundamentos de la salud femenina, sino también de otros aspectos más sutiles. Si después sigues teniendo dudas, no seas tímida. Háblalas con tu ginecólogo hasta que lo entiendas todo. Al fin y al cabo, es tu cuerpo.

SI TU PUNTACIÓN ES MENOR DE 85 PUNTOS:

Lo que tienes ahí abajo es un misterio para ti. Que sepas que no eres la única, si eso te ayuda a sentirte mejor por haber obtenido una puntuación tan baja. Muchas mujeres están a oscuras en lo referente a sus vaginas, y es una lástima porque es una parte fantástica de tu anatomía. A lo mejor a lo largo de tu vida han hecho que te avergüences de ella. Quizá era un tema del que no se hablaba en tu familia o entre tus amigas. Ni siquiera aclaras tus dudas cuando vas al médico, porque no preguntas. Bueno, ¡pues ha llegado la hora de cambiar de actitud! Abre estas páginas y sigue leyendo. No solo descubrirás lo que está pasando en tu vagina, sino que también dejarás la vergüenza atrás... o al menos darás unos pasos para hacerlo.

La
VAGINA
de la
A a la Z

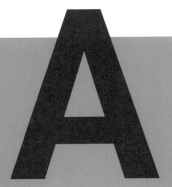

A

DE PUNTO A

¡El punto A, el G y todas
las zonas erógenas imaginables!
¡Además de orgasmos a mansalva!

¿No basta con que tengamos que ser novias
estupendas, mamás increíbles, devotas esposas,
amigas del alma, profesionales ambiciosas y
organizadoras del hogar creativas... que también
tenemos que ser estrellas del porno? Al menos,
eso parece en nuestra cultura, porque así retratan
los medios a las mujeres. Oye, que si quieres ser
una estrella porno, adelante. ¡Sin prejuicios! Pero
tanto si quieres como si no, la clave, guapa,
es que quieres pasar un buen rato en la cama
(mejor que sea alucinante y trascendental). De lo
contrario... en fin, igual no solo acabas huyendo
del dormitorio, sino que encima terminas odiando
a tu pareja. Y eso no le apetece a nadie. Así que
vamos a meter las manos en la masa, hablar de
lo básico y luego estimular tus zonas erógenas.

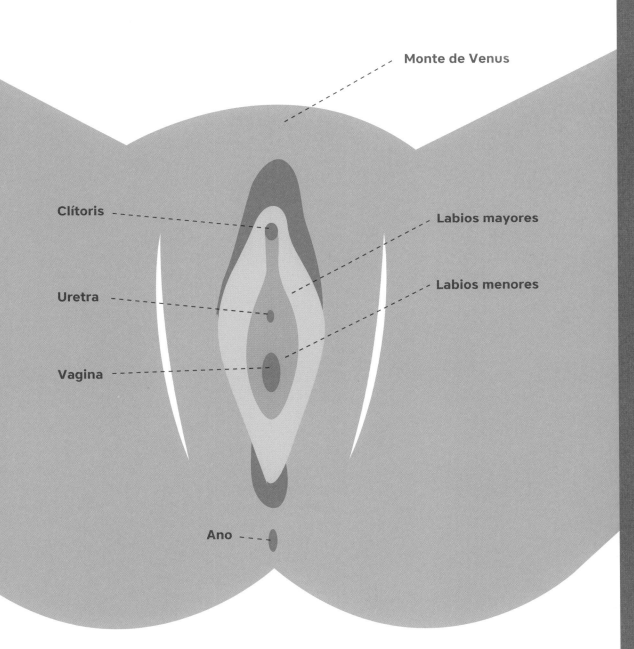

Monte de Venus

Clítoris

Labios mayores

Uretra

Labios menores

Vagina

Ano

> *El orgasmo de una mujer es muy frágil y depende tanto de su mente como de su clítoris.*
>
> MEGAN HART, escritora

¿QUÉ ES EXACTAMENTE UN ORGASMO?

Digámoslo así: cuando tienes uno, casi seguro que no oirás la secadora, el tráfico de la calle, los gemidos del perro por salir ni la discusión de tus vecinos. Pero mejor empezamos con los preliminares, donde comienzan las sesiones de sexo más satisfactorias. Ese gustito que deberías sentir durante los preliminares es la sangre que se agolpa en tu vagina y tu clítoris. Sin entrar en tecnicismos, que te darían un bajón, en ese momento las paredes de tu vagina empiezan a segregar gotas de lubricación que se hacen cada vez más grandes y se unen. Si eso no te pasa, tranquila... ¡A la rica lubricación artificial!

Sigamos: a medida que te vas excitando, la sangre sigue llegando a tu zona pélvica. Se te acelera la respiración y el corazón, se te endurecen los pezones y la parte inferior de tu vagina se tensa para retener el pene (si es lo que tienes ahí, que podría ser un dedo, un vibrador, una lengua o lo que sea). Si todo va como la seda, la tensión de los músculos y los nervios de tus genitales, tu pelvis, tus glúteos y tus muslos aumenta de forma maravillosa, hasta que... ¡Yuju! Tu cuerpo lo libera todo de golpe de forma involuntaria en una serie de oleadas placenteras muy intensas. *Voilà!* ¡El orgasmo!

Ay, amiga, ojalá todo en la vida fuera coser y cantar.

CASI LLEGO... ESTOY A PUNTITO DE... Y LUEGO ADIÓS. ¿QUÉ PASA?

Nueve de cada diez veces eso sucede porque el clítoris no recibe suficiente estimulación. Te acercas al orgasmo y tu pareja (o tal vez te estés masturbando) cambia algo de lo que está haciendo. O a lo mejor es cosa de tu cabeza. El hecho es que, para una mujer, la mayor zona erógena es el cerebro. Vamos, que si crees que no vas a llegar o si estás pensando en el mensaje de correo que estás esperando, ya puedes despedirte del orgasmo.

POR SI NO TENÍAS BASTANTE.
¡El sexo es un tratamiento de belleza! Las pruebas científicas demuestran que las mujeres segregan estrógenos durante el acto sexual, que hacen que el pelo y la piel brillen más.

TODO SOBRE LUBRICANTES

No todos los lubricantes son iguales. Cada uno tiene pros y contras.
Pruébalos, habla con amigas o consulta con tu médico.

Hidrosolubles	De silicona	De base aceitosa	Híbridos
• Viscosos	• Líquidos	• Viscosos	• Casi todo agua/algo de silicona
• Fáciles de limpiar	• Larga duración	• No llevan petróleo	• Suaves
• Necesitan varias aplicaciones	• No hidrosolubles	• Incompatibles con condones de látex	• Viscosos
• Pegajosos	• Pueden manchar	Opción popular: aceite de coco	• Compatibles con condones de látex
• Compatibles con condones de látex	• Incompatibles con juguetes de silicona		• Compatibles con la mayoría de los juguetes de silicona
Marcas populares: Durex	• Compatibles con condones de látex		Marca popular: EROS
	Marca popular: Durex Play Eternal		

MOTIVOS POR LOS QUE NOS LLEGAS AL ORGASMO

Puede haber causas médicas que te impidan experimentar el orgasmo:

- Falta de estimulación del clítoris. ¿Qué hacer? Cambiar de postura, probar un vibrador o enseñarle a tu pareja dónde tiene que tocarte.

- Menopausia = menos: menos estrógenos, menos sangre en la zona pélvica, menos lubricación natural y (por si no fuera bastante) se tarda más en alcanzar el orgasmo y puede haber dolor. Ve a la página 73 para las soluciones.

- Problemas neurológicos como una hernia discal en la zona del hueso sacro (base de la espalda), diabetes o esclerosis múltiple.

- Menor riego sanguíneo por enfermedades crónicas como hipertensión, afección coronaria y diabetes.

- Medicamentos, sobre todo los antidepresivos ISRS, aunque no son los únicos.

SOLO HAY UNA ZONA ERÓGENA ¿VERDAD O MENTIRA?

¡Una mentira como una catedral! ¡Una zona erógena es cualquier parte del cuerpo que sea sensible y con cuya estimulación se origine placer sexual! Las mujeres (los hombres también) tienen zonas erógenas por todo el cuerpo. Pero lo que ponga a una mujer puede dejar fría a otra, como los sabores de los helados. El clítoris, los párpados, las cejas, las sienes, los hombros, las manos, los brazos, los pies, el pelo, los labios, el cuello, los pezones, los pechos, el ombligo, los muslos, las muñecas, las corvas... ¿Sigo? No, pero que lo haga tu pareja.

APUNTE. Si no llegas al orgasmo durante el coito, no eres la única. Alrededor del 75 % de las mujeres no lo alcanza así. Necesitamos una ayudita. ¿De quién? De un juguete, de unas manos, de una lengua o de algo más creativo. Sin orgasmo: entre el 10 y el 15 % de las mujeres nunca ha tenido un orgasmo.

ALREDEDOR DE UN 1 % DE LAS MUJERES puede alcanzar el orgasmo a través de la estimulación de los pechos. Si eres una de ellas, ¡menuda suerte! ¿Otras afortunadas? Las que dicen ver las estrellas con orgasmos nocturnos (los tienen mientras duermen) sin estimulación directa evidente.

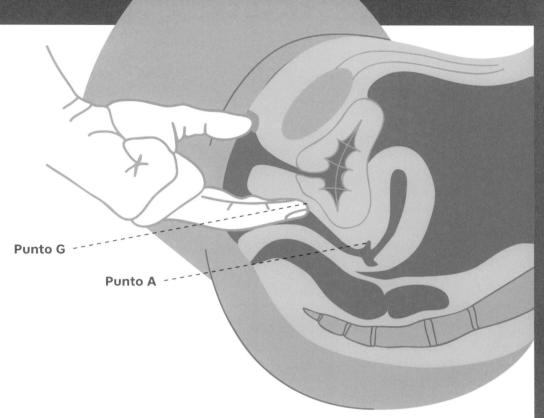

Punto G

Punto A

¿QUÉ ES ESO DEL PUNTO G?

Si lo preguntas, seguramente no hayas encontrado el tuyo... ¡aún! Así que te voy a poner al día antes de darte las instrucciones. El punto G no es un punto reconocido en la estructura anatómica por la medicina tradicional. Pero para los creyentes, el punto G (algunos lo llaman la esponja uretral) envuelve la uretra. Cuando te excitas, el punto G se hincha de fluido y la segregación empuja las paredes de tu vagina. Y, cariño, ¡la sensación es la leche!

La mejor forma de estimular el punto G es el masaje continuo con los dedos, el pene o un vibrador. Es posible que tu pareja necesite tiempo para dar con él. Además, tú puedes necesitar tiempo para acostumbrarte a tu punto G y tener orgasmos vaginales (muy poco comunes al lado de los clitorianos) gracias a su estimulación. Pero, amiga mía, ¡vaya si merece la pena!

P: ¿En qué se diferencia una pelota de golf del punto G?
R: En que el hombre se pasará dos horas buscando la pelota de golf.

CUANDO TENGO UN ORGASMO VAGINAL, ES COMO SI ORINARA

Amiga mía, puede que hayas eyaculado, o sí, puede que hayas «orinado». La estadounidense Beverly Whipple, una gurú del sexo y coautora del libro original sobre el punto G, dice que el orgasmo vaginal puede provocar una eyaculación no muy abundante. Un reciente estudio del *Journal of Sexual Medicine* sugiere que la eyaculación femenina tiene la misma composición química que la orina y, por tanto, se trata precisamente de eso. Todavía no está claro, pero el tema genera mucha fascinación. Lo cierto es que las mujeres segregan un poco de orina durante el sexo. Sin embargo, suele ocurrir durante los preliminares o la penetración fuerte, y no tanto durante el orgasmo.

¿ESO QUIERE DECIR QUE PUEDO ENCONTRAR YO SOLA EL PUNTO G?

Claro, no es difícil. Introduce el índice y el corazón en tu vagina con la palma de la mano hacia arriba. Puede que necesites usar el corazón si lo tienes más arriba en la pared frontal. Con el dedo dentro, muévelo como si llamaras a alguien... Con eso debería bastar.

EL PUNTO A

La existencia del punto A es todavía más cuestionable según la literatura de la medicina tradicional, pero muchas mujeres creen en el fórnix anterior, un punto situado en la pared frontal de la vagina más allá del punto G y del que se dice que provoca el orgasmo. Para que tu pareja lo encuentre, tienes que apoyar las caderas en una almohada, en la postura del misionero y elevar las caderas durante el sexo. Alerta de paparrucha: hay quien dice que el punto A son pamplinas.

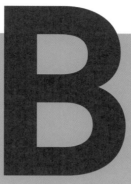

B

DE BEBÉ

Tu cuerpo (¡y tu vida sexual!)
durante el embarazo y el posparto

Si alguna vez has dudado por una milésima de segundo de que tu vagina es increíblemente maravillosa, piensa en la asombrosa hazaña del parto. Si has tenido algún hijo, sabes de lo que estoy hablando. Alucinante, ¿verdad? Sí, pero también complicado. Así que vamos a ver qué le pasa a esa bonita parte de tu anatomía cuando tienes un bebé. Y ya que estamos, también vamos a ver por qué puede hacer que tu vida sexual se tome un gélido respiro.

> *Dar a luz es como si te tiraras del labio inferior y te lo pusieras por encima de la cabeza.*
>
> CAROL BURNETT

¿PUEDO MANTENER RELACIONES SEXUALES ESTANDO EMBARAZADA?

No eres la única que te lo preguntas. Debes saber que el sexo no es perjudicial. A menos que tu médico te lo prohíba, puedes practicarlo durante los nueve meses. La cuestión es si te apetece o no. Cariño, si no te apetece, no lo hagas. En algunos momentos el sexo puede resultar físicamente incómodo por los cambios que ha sufrido tu cuerpo. Si te sientes motivada (eufemismo de ¡cachonda!), experimenta hasta dar con la postura más cómoda y en la que mejor te sientas. Las posturas que se recomiendan, sobre todo en el último trimestre, incluyen el perrito o aquellas en las que tu pareja esté detrás de ti y te abrace. Evita tumbarte boca arriba.

Y otra cosa: durante el tercer trimestre la frecuencia del coito y la satisfacción disminuyen drásticamente, pero el deseo de mantener relaciones íntimas que no incluyan el coito aumenta. Ansías cariñitos. Y claro que existen muchas formas de relacionarte con tu pareja sin tener que llegar al coito. Abrazos, besos y caricias, masturbación mutua y sexo oral. Advertencia decepcionante: en algunas circunstancias, tu médico puede aconsejarte que evites el sexo durante el embarazo. Hay ciertos motivos para prohibirlo, como por ejemplo si sufres de placenta previa (la placenta bloquea total o parcialmente el cuello del útero), desgarro de membranas, riesgo de parto prematuro, insuficiencia cervical u otro trastorno que tu médico descubra.

PERO ten claro que tu bebé no ve, ni siente el pene de tu pareja cuando lo estáis haciendo. Así que ¡no te preocupes por eso!

APUNTE. Un estudio reciente ha demostrado que las mujeres que dan a luz por primera vez después de los 34 o aquellas a las que se les ha practicado una cesárea pueden reducir el riesgo de sufrir una trombosis si no toman anticonceptivos orales durante la cuarentena. Y yo me pregunto: ¿no es el posparto en sí un anticonceptivo natural?

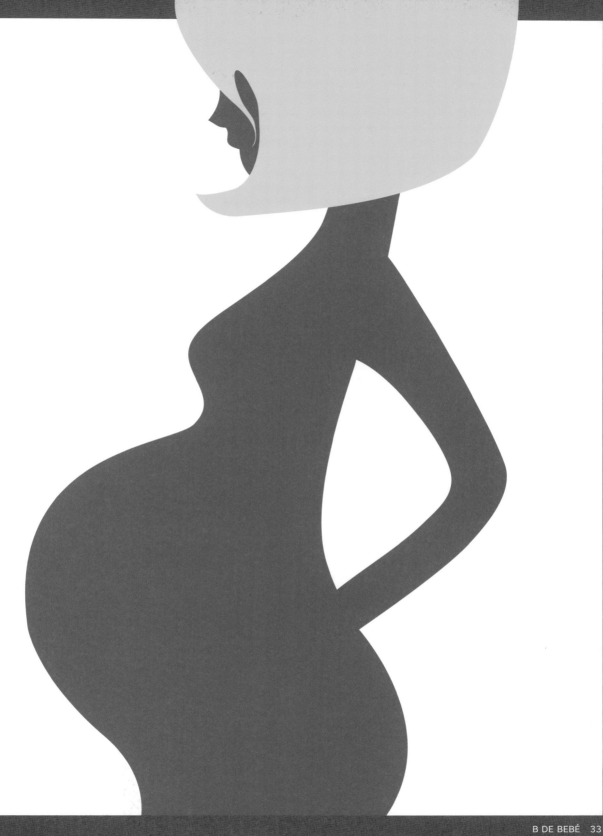

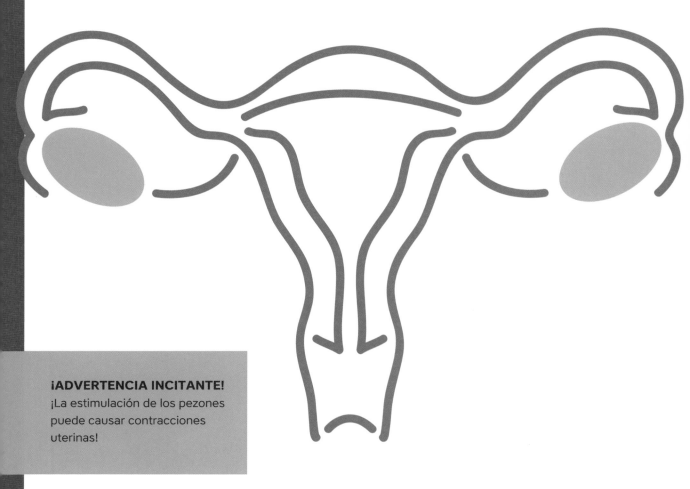

¿EL SEXO PUEDE PROVOCAR EL PARTO?

Puede que sí, puede que no. Los orgasmos provocan contracciones uterinas y las prostaglandinas del semen pueden hacer que tu útero se contraiga y se ablande. En un embarazo sin riesgo la idea general es, por tanto, que mantener relaciones sexuales es una forma de inducir el parto.

APUNTE. Aunque la menstruación no te haya vuelto después del parto o estés dándole el pecho a tu hijo, puedes quedarte embarazada. Un embarazo antes de que hayan pasado seis meses del último parto conlleva ciertos riesgos, como un parto prematuro. Usa algún método anticonceptivo cuando retomes tu vida sexual.

EL SEXO DESPUÉS DEL PARTO O ¿ESTÁS DE COÑA?

¡Hola, libido! ¿Dónde andas? Durante las semanas posteriores al parto, la zona cercana a la vagina (o un poco más arriba si te han hecho una cesárea) puede estar muy dolorida. Aunque te apetezca (¡ja!), estás agotada. En cuanto te metes en la cama, lo que quieres es dormir…

La Sociedad Estadounidense de Obstetricia y Ginecología (ACOG) admite que un periodo de seis meses sin sexo es una recomendación al azar, sin base científica. Pero es cierto que esperar un poco para retomar tu vida sexual después del parto ayuda a que se te cierre el cuello del útero, a que desaparezcan las hemorragias y a que cualquier desgarro o laceración sane. Y ni siquiera estamos hablando de la depresión posparto, de los cambios en tu cuerpo y demás inconvenientes. (Leer esto te pone mucho, ¿verdad que sí?) Dicho lo cual, el momento exacto en el que puedes retomar tu vida sexual sin sufrir molestias después de haber dado a luz no está claro. La verdad es que la probabilidad de que haya algún problema, como una hemorragia o una infección, a las dos semanas del parto es mínima. Sin embargo, si te han hecho una episiotomía o has sufrido un desgarro durante el parto, esa zona estará dolorida durante varias semanas y seguramente debas olvidarte del sexo hasta que todo se cure.

Cuando por fin te sientas preparada para retomar tu vida sexual (¡algunas no pueden esperar y otras no quieren ni pensar en el tema!) y tu médico te haya dado el visto bueno, es una buena idea usar grandes cantidades de un lubricante de base acuosa. Es posible que la vagina esté menos lubricada que de costumbre, sobre todo si estás dando el pecho. Algunas mujeres sufren de tal sequedad, ocasionada por la falta de estrógenos de la lactancia, que es una buena idea usar estrógenos vaginales en forma de crema, óvulo o anillo.

Esto es lo que escribió Amy Corbin, bloguera de AlphaMom.com, sobre su descanso sexual de seis semanas:

> Aunque las palabras de mi ginecólogo fueron: «Nada en la vagina durante seis semanas», preferí interpretarlas más bien como: «No me toques. Ni lo pienses. Ni me mires». Me espantaba tanto el estado de mi cuerpo que no soportaba la idea del sexo cuando ni siquiera reconocía el cuerpo en el que me encontraba. ¿Y si me gotea el pecho? ¿Y si me cuelga la barriga?

La mejor forma de sentirte bien para volver a la acción es hablar sin tapujos de tus sentimientos, y de las sensaciones de tu cuerpo, con tu pareja. Tú decides si quieres decirle que por ahora tu absoluta prioridad es tu asombroso bebé. Ten claro que no eres la primera que se siente así.

MÁS TRUCOS. Intenta orinar cada dos horas (mira el reloj) y hacer ejercicios de Kegel.

> *El parto me preocupa. Hasta ahora he llevado muy bien el embarazo, pero de repente me he dado cuenta de que ahí dentro hay un bebé que va a salir y que alguien tendrá que empujar.*
>
> UNA EMBARAZADÍSIMA HALLE BERRY

MI VAGINA ES UNA FUENTE

La cantidad y la calidad del flujo vaginal de una mujer sana varía de una a otra y también varía durante el ciclo menstrual. Es normal sentir cierta irritación puntual o que el flujo huela un poco. Durante el embarazo también es normal encontrar secreción vaginal (leucorrea), que puede parecer moco, blanco o transparente, sin que vaya acompañada de picores, dolor, quemazón o irritación, rojez o sangrado. Si temes que en realidad sea líquido amniótico (una secreción clara y acuosa, continua y que puede ser copiosa; es muy distinta del flujo vaginal «normal» y puede ir precedida de un «pop») o tienes una infección, no dudes en ir al médico.

¡MADRE MÍA! ¿ESTO QUÉ ES?

En muchas ocasiones mis pacientes embarazadas me llaman, histéricas, y me describen que tienen un «racimo de uvas» en la vulva. ¿Por qué siempre usamos símiles con la fruta? Dejemos esta cuestión filosófica para otro momento. En la mayoría de los casos, esas uvas son venas varicosas de la vulva. Según la terminología médica son varices vulvares. Y la explicación es la siguiente: ahora que estás embarazada, el peso de tu útero está presionando una vena importante que puede ralentizar el retorno de la sangre al corazón. La consecuencia puede ser la aparición de varices dolorosas y protuberantes en las piernas y en la vulva. Para que conste: las hemorroides solo son varices del recto. Por lo general, aunque te resulten espantosas, las varices no suponen un gran problema.

CÓMO LIDIAR CON LAS VARICES

Por desgracia, no se puede prevenir del todo su aparición. Pero sí puedes disminuir la probabilidad de que aparezcan o al menos limitar su gravedad. Además, normalmente desaparecerán o se reducirán después del parto. Mientras tanto, aquí tienes unos trucos que pueden ayudarte a aliviar la hinchazón y el dolor. Extra: estas sugerencias también pueden evitar que las varices empeoren.

• Si tienes que pasar largos periodos de pie o sentada, muévete de vez en cuando.

• No te sientes con las piernas cruzadas.

• Estira las piernas sobre la mesa, el sofá, una silla o un taburete siempre que puedas.

• Haz ejercicio: anda, nada o haz bicicleta estática.

• Usa medias de compresión.

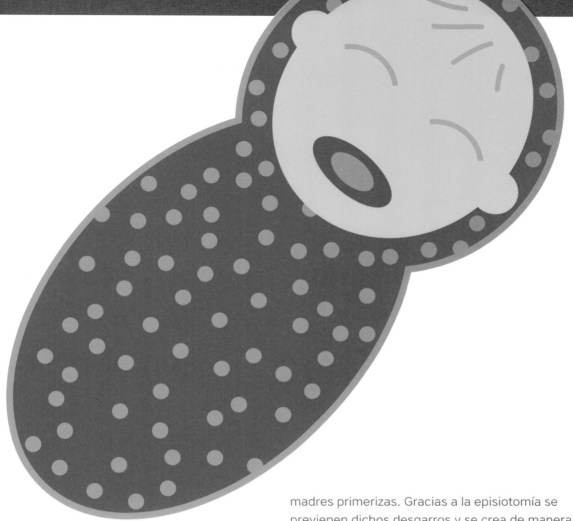

MI GINECÓLOGO DICE QUE ME HAN HECHO UNA EPISIOTOMÍA. ¿QUÉ ES ESO EXACTAMENTE?

Una episiotomía es un corte que te han hecho durante el parto en el perineo, el espacio entre la vagina y el recto, para facilitar el proceso. Piensa: han agrandado la abertura. Y no hay otra manera de hacerlo si se necesita espacio. Es muy frecuente que se produzcan desgarros durante los partos vaginales, sobre todo en las madres primerizas. Gracias a la episiotomía se previenen dichos desgarros y se crea de manera controlada ese espacio que hace falta.

Es un procedimiento muy común, aunque no tanto como lo fue en tiempos, ya que hoy en día se cree que los desgarros naturales se curan mejor, que es menos probable que lleguen al recto e incluso que disminuyen la probabilidad de que las relaciones sexuales después del parto sean dolorosas. Hay varias maneras de hacerlo. Una de ellas se llama central o media, y es un corte que va de la vagina al recto. Los médicos te dirán que es más fácil de realizar, de cerrar y de recuperarse después. Además, con este tipo de episiotomía, el dolor posparto y la incomodidad durante el coito disminuyen. La desventaja es que aumenta la probabilidad de que se produzca un desgarro en el recto o en el esfínter anal, que puede provocar una infección e incontinencia en el futuro. La episiotomía mediolateral se diferencia en que el corte no es una línea recta hacia el ano (si fueras un reloj, el ano estaría en las seis), sino hacia un lado (hacia las ocho del reloj). Este procedimiento disminuye la probabilidad de sufrir una complicación en el recto o en el esfínter, pero también tiene sus inconvenientes: aumenta la pérdida de sangre, la dificultad de la sutura y la incomodidad después del parto y durante las relaciones sexuales posteriores.

¿Tiene algo de bueno? ¡Sí! Los puntos de sutura son absorbibles y no hace falta que te los quite el médico.

PARA QUE LO SEPAS. Hoy en día no se recomienda la episiotomía como práctica habitual como sí se hacía en el pasado, y depende del criterio médico en cada caso. En la actualidad solo se practica para evitar desgarros graves y para acelerar los partos difíciles.

¡TODAVÍA ME DUELE!

¿Dónde? Seguramente en el perineo, la zona situada entre la vagina y el recto, que se estira durante el parto. Dicha zona puede estar dolorida e hinchada o amoratada, sobre todo si te han practicado una episiotomía o has sufrido un desgarro perianal. Para aliviar la incomodidad y acelerar la recuperación:

- Aplícate compresas frías o compresas de hamamelis en esa zona.
- Toma baños de asiento. El agua caliente te aliviará.
- Aplícate agua tibia en la zona después de orinar.
- Toma analgésicos.
- Límpiate siempre desde delante hacia atrás cuando vayas al baño para evitar infecciones en el corte provocadas por bacterias fecales.

¿POR QUÉ SANGRO?

Aunque parezca algo exótico, los loquios no son agradables. Se llaman así las hemorragias posteriores al parto. Durante unos días después del parto son de color marrón rojizo, después se van aclarando y en las últimas semanas adquieren un tono marrón rosado. Por último se vuelven de un blanco amarillento. En algunos casos los loquios se prolongan de seis a ocho semanas después del parto. Usa compresas o salvaslips en vez de tampones.

¿Y LO DE HACER TANTO PIPÍ?

Orinar con mucha frecuencia es una queja constante durante el embarazo, ya que los riñones trabajan más para limpiar tu cuerpo de desechos. Además, el útero, que te está creciendo, aumenta la presión sobre la vejiga, y también aumenta tu volumen sanguíneo. Aunque tengas la vejiga casi vacía, sí, da la sensación de que está llena. El peso del útero incluso puede hacer que sufras pequeñas pérdidas de orina cuando estornudes o tosas. Durante el puerperio también puedes seguir orinando con frecuencia o experimentando pérdidas de orina, debido al debilitamiento de los músculos del suelo pélvico. Evita las bebidas con cafeína, porque aumentan la necesidad de orinar. Pero no disminuyas la ingesta de los demás líquidos, porque si bebes poco puedes sufrir deshidratación.

Y CUANDO TE SIENTAS DESANIMADA, RECUERDA:

Un bebé es un ángel cuyas alas menguan según le crecen las piernas.

HACE CINCO SEMANAS DI A LUZ A UN BEBÉ DE CUATRO KILOS. TENGO LA VAGINA TODAVÍA DILATADA. ¿RECUPERARÁ ALGÚN DÍA SU TAMAÑO NORMAL?

Además del tamaño de tu bebé (¡grande!), hay ciertos factores que determinan que tu vagina recupere o no su tamaño original, entre los que se incluyen si has tenido un parto asistido con fórceps o ventosa, si has sufrido desgarros y suturas, tus niveles hormonales, los partos que llevas, tu estado de salud general y tu genética, y si haces o no ejercicios de Kegel. Después de un parto vaginal, es normal que la vagina aumente de tamaño. Aunque es lo habitual en este tipo de partos, seguramente notes más los efectos si has tenido un bebé muy grande (¡y un bebé de cuatro kilos es grande!). En este tipo de parto, los músculos del suelo pélvico se relajan y pierden tono. Además, esa pérdida de tono muscular aumenta con cada parto. La solución es ¡Kegel, Kegel y Kegel! Estos ejercicios te ayudarán a recuperar la normalidad (si no toda, al menos en parte). También hay distintos accesorios que pueden ayudarte a recuperar el tono muscular después del parto, como las bolas chinas o distintos ejercitadores (consulta la página 88). Habla del tema con tu médico y que te informe de las distintas posibilidades.

Consulta la página 114 si quieres información sobre el aumento de peso durante el embarazo.

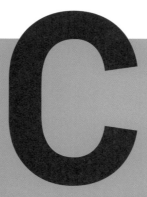

C

DE CUELLO DEL ÚTERO

Citologías, VPH, protección y todo lo que debes saber para mantener a salvo tus partes íntimas

Vale, puede que no sea lo más erótico que has leído en la vida. Nada de Kama Sutra, desde luego. Pero saber lo que pasa en tu útero o cérvix puede salvarte la vida. ¡Señoras, presten atención!

LO BÁSICO

El cérvix está compuesto por varias capas de células. La capa exterior se compone de células escamosas. La abertura, conocida como canal uterino, se compone de células glandulares. Estos dos tipos de células se encuentran en una zona de transformación (zona T). Igual suena romántico, pero la zona T es una zona peligrosa

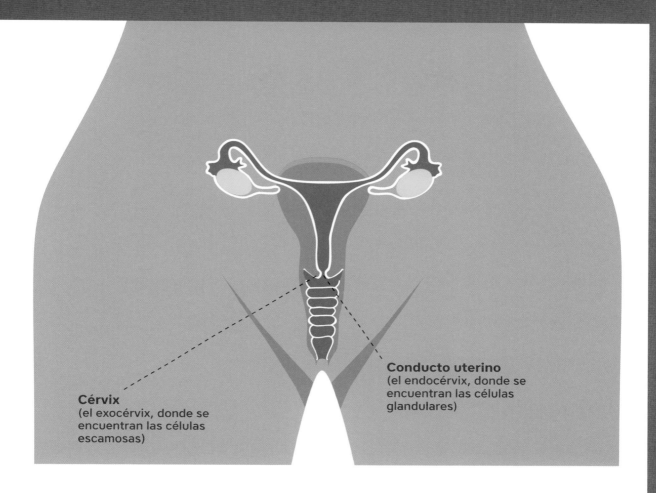

Cérvix
(el exocérvix, donde se
encuentran las células
escamosas)

Conducto uterino
(el endocérvix, donde se
encuentran las células
glandulares)

porque es donde se encuentra la mayoría de las células atípicas.

Y aquí es donde entra en juego la citología: busca cáncer de cérvix. La citología consiste en recoger muestras del cuello uterino con una espátula o un bastoncillo en manos de tu gine. Para llegar al cérvix, tu médico tendrá que usar un espéculo (véase la página 69). Puede ser algo incómodo, pero no doloroso. Cuanto más tensa estés, más incómodo será. Sé que cuesta hacerlo cuando te abren con el espéculo, pero créeme, si te relajas un poco, no será para tanto.

Lo mejor es que dejes en paz la vagina un par de días antes de la citología... Eso quiere decir que nada de espermicidas, lubricantes, tampones, ni... dedos, penes, vibradores y demás. Todo eso puede alterar las células del cérvix y provocar errores en el diagnóstico.

No es necesario hacerse ninguna citología antes de los 21, y a la mayoría de las mujeres les bastará con hacerse una cada tres o cada cinco años después de esa edad, dependiendo del riesgo y de la edad. Si has pasado por una histerectomía (a causa de un quiste benigno o un problema no canceroso), solo es necesaria si no te han extirpado el cérvix. Las mujeres de más de 65 pueden dejar de hacérselas en circunstancias normales.

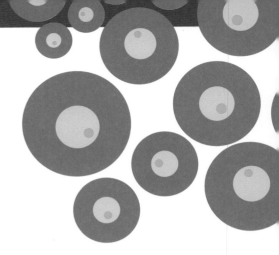

EL MÉDICO ME HA DICHO QUE TENGO VPH. ¿QUÉ ES ESO?

Por desgracia, en mi consulta es habitual que tenga que dar estas noticias. Hay más de cien cepas distintas del virus del papiloma humano y no todas provocan cáncer, así que es difícil de explicar. Las «cepas de bajo riesgo» suelen provocar verrugas genitales sin más, que parecen coliflores pequeñitas y pueden salir solas o agrupadas. Las «cepas de alto riesgo» se relacionan con cáncer anal, cervical, vaginal, cerebral, de pene y de cuello. Si bien cerca del 80 % de las mujeres se expone al VPH a lo largo de su vida, la gran mayoría no desarrolla cáncer.

¡ATENCIÓN, BUENAS NOTICIAS!

En la mayoría de los casos el sistema inmunitario lidia con el virus del papiloma humano antes del cáncer.

MÁS DATOS SOBRE EL VIRUS DEL PAPILOMA HUMANO

- La mayoría de las mujeres no presenta sintomatología.

- La mayoría de las infecciones son temporales y se curan en dos años.

- En algunas mujeres el virus es persistente y puede provocar precáncer y cáncer.

- El virus del papiloma humano se contagia por contacto directo, incluyendo la penetración, el sexo oral y anal, y el contacto de manos con los genitales. De hecho, los últimos estudios sugieren que hay muchas vírgenes con el VPH y que podría transmitirse mediante objetos como el material médico o los juguetes sexuales.

- Ciertas cepas de alto riesgo se identifican con pruebas, a veces acompañadas de una citología; así puede detectarse el cáncer cervical.

- No se aconsejan las pruebas para detectar el VPH en mujeres menores de 30 años, porque sus cuerpos suelen eliminar los virus y las anormalidades celulares por su cuenta.

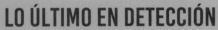

LO ÚLTIMO EN DETECCIÓN

- Primera citología a los 21 hayas tenido o no relaciones sexuales.

- Entre los 21 y los 29: citología cada tres años. No se recomienda la prueba del VPH para este grupo.

- Entre los 30 y los 65: citología cada tres años. O citología y prueba del VPH cada cinco años.

Lo cierto es que muchos ginecólogos hacen la citología cada año, porque esta guía es muy nueva. Como paciente también puedes pedir la prueba. Tu médico te explicará qué hacer si el resultado de la prueba es «atípico».

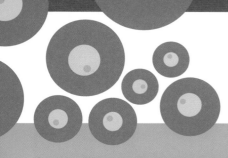

VERDADES SOBRE LA VACUNA DEL VPH

- Hay dos vacunas disponibles contra el VPH. Gardasil 9 protege contra 9 cepas del virus, entre ellas algunas cepas de alto riesgo, y Cervarix protege contra 4 cepas. Las dos protegen contras las cepas de alto riesgo 16 y 18.

- Ninguna de las dos protege contra todas las cepas del VPH.

- Las dos se administran en 2 o 3 dosis a lo largo de 6 meses.

- Se recomiendan para niñas y mujeres entre 9 y 26 años. ¡Para niños también!

- Las vacunas son más efectivas si se administran antes de que la mujer sea sexualmente activa y quede expuesta al VPH. Pero las jóvenes pueden vacunarse aunque ya hayan mantenido relaciones, tengan verrugas genitales, su citología tenga resultados atípicos o se hayan infectado del VPH.

- Si una mujer ya se ha infectado con una cepa, la vacuna no la protegerá contra esa cepa específica.

- Las vacunas no son un tratamiento contra una infección por VPH.

- Las vacunas no causan el VPH.

- Las vacunas no se recomiendan en embarazadas.

- Las mujeres vacunadas deben seguir haciéndose citologías.

- El efecto secundario más común es quemazón en el brazo por el pinchazo, y los menos frecuentes, dolores de cabeza, fatiga, náuseas, mareos o desmayos.

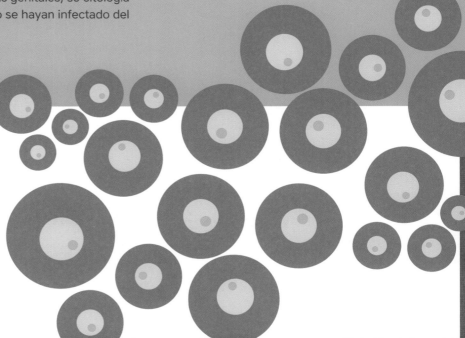

> *Cuando le dije a Alice, mi hija de 13 años, que la llevaba a que le pusieran una vacuna contra el cáncer, le llamó la atención. «Guay —dijo con desgana—, pero odio los pinchazos.»*

Claudia Wallis, *Newsweek*

¿DEBERÍAMOS HACERNOS TODAS UNA COLPOSCOPIA?

¡Qué va! La colposcopia es una prueba que ofrece una visión ampliada de tu cérvix y tu vagina. Puede que tu ginecólogo te la recomiende si tu citología presenta resultados atípicos, o si tienes verrugas en el cérvix, inflamación de cérvix (cervicitis), pólipos cervicales, dolor o sangrado. Solo lleva 5 o 10 minutos y es un pelín molesta. El día anterior a la prueba, deberías evitar las duchas vaginales (por cierto, buen consejo: ¡nada de duchas vaginales!), los tampones, los medicamentos vaginales y el sexo. También es interesante programarla para cuando no tengas un flujo menstrual abundante. Además, que nada entre en tu vagina hasta unos días después de la prueba y ve al médico de inmediato si tienes sangrado abundante, fiebre, escalofríos o secreción con mal olor, o si sientes un fuerte dolor abdominal. Según los resultados, necesitarás revisiones más a menudo o más pruebas o tratamiento.

EL PROCEDIMIENTO DE EXTIRPACIÓN ELECTROQUIRÚRGICO (LEEP) es el método más habitual para tratar células precancerosas en el cérvix y también para tratar el primer estadio de cáncer no invasivo. Es una operación que emplea un lazo cargado de electricidad para extirpar una zona cónica del cérvix, cuyo centro sería la pequeña zona con células atípicas. Luego crecen células nuevas. Este procedimiento se reserva a mujeres con lesiones de alto riesgo, dado que puede debilitar el cuello uterino en partos posteriores.

LA CONIZACIÓN QUIRÚRGICA se suele llevar a cabo en un quirófano con anestesia para extirpar una parte del cérvix, sobre todo en casos sospechosos de cáncer cervical. La conización permite extirpar y examinar tejidos para confirmar el grado de la lesión y para asegurar que se elimina por completo la zona atípica.

¿Y SI EL RESULTADO DE MI COLPOSCOPIA ES RARO?

¿Te refieres a que muestre células atípicas? Pues hay varios tratamientos. Las mujeres con problemas leves, sobre todo si no han cumplido los 30, pueden controlar su estado con citologías, pruebas de VPH y colposcopias más seguidas, ya que a menudo el problema se corrige solo. Si no es tu caso, las células atípicas se pueden congelar o extirpar, mediante láser o cirugía convencional.

Las nuevas guías nos dicen que podemos limitar las colposcopias en mujeres de más de 24 con citologías atípicas porque la mayoría de estos problemas se resuelven solos.

LAS COMPLICACIONES tras el LEEP o una conización pueden ser sangrado, infección o debilitación del cérvix en futuros embarazos. La necesidad de hacer otras pruebas y tratamientos depende del resultado y las circunstancias.

CÁNCER CERVICAL

El cáncer cervical afecta anualmente a unas 12.000 mujeres en Estados Unidos. La mitad de los casos son mujeres que nunca se han hecho una citología. La parte positiva: el cáncer cervical se cura en la mayoría de los casos con detección y tratamiento precoz. En más común en mujeres de más de 40, pero cualquiera puede desarrollarlo. Algunos factores de riesgo son: tener varias parejas sexuales, una pareja masculina que haya tenido varias parejas sexuales, una primera relación sexual precoz (menos de 18), fumar, antecedentes familiares de cáncer cervical, inmunodepresión y exposición fetal al DES (dietilestilbestrol, usado entre 1940 y 1971 para reducir el riesgo de aborto). Los síntomas son sangrado atípico o secreción vaginal acuosa, pero hay que destacar que muchas mujeres son asintomáticas. Se diagnostica después de que una citología lleve a una biopsia cervical para confirmar el cáncer. Tras el diagnóstico, se detecta en qué fase está con un examen pélvico y varias pruebas de vejiga, recto y pelvis. El tratamiento depende de lo avanzado que esté el cáncer, pero puede ser un LEEP, una conización o una histerectomía más complicada, quimioterapia y radioterapia.

¡Se puede prevenir el cáncer cervical con citologías periódicas!

D

DE DIAFRAGMA

Además del anillo, la píldora, los parches, las esponjas, los condones, el capuchón cervical, el DIU, la abstinencia y todo lo que quieras saber sobre el control de la natalidad.

Una conversación entre mujeres sobre métodos anticonceptivos acaba con un sinfín de historias de terror (condones rotos, embarazos sorpresa, dificultosos capuchones cervicales o diafragmas voladores). Así que vamos a ponernos serias. Las mujeres que necesitamos, queremos y debemos poner medios para evitar el embarazo buscamos el método más seguro, sencillo y eficaz del universo. ¿Es mucho pedir? Bueno, quizá. Todas tenemos necesidades distintas. De ahí que no haya una única solución para todas. Y ya que debemos tomar cartas en el asunto, lo mejor es conocer a fondo cada método y elegir según nuestras circunstancias.

Véamos ahora cuáles son las opciones.

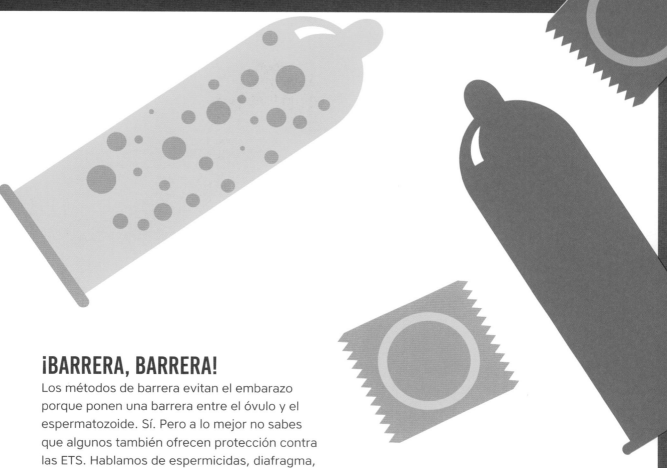

¡BARRERA, BARRERA!

Los métodos de barrera evitan el embarazo porque ponen una barrera entre el óvulo y el espermatozoide. Sí. Pero a lo mejor no sabes que algunos también ofrecen protección contra las ETS. Hablamos de espermicidas, diafragma, capuchón cervical, condones, condón femenino y esponja. ¿Lo bueno para las mujeres que no quieren tomar hormonas? Que estos métodos no las usan. Por eso si estás dándole el pecho a tu hijo, estos métodos son una buena opción.

P: ¿Qué consigues con un condón con estrías?
R: ¡Un polvo muy placentero!

ESPERMICIDAS. La base es un agente químico que mata los espermatozoides. Se presentan en forma de espuma, crema, gel u óvulos. Solo hay que aplicarse el espermicida en la vagina antes del coito. Si se usan solos, ofrecen cierta protección contra el embarazo, pero es mucho mejor combinarlos con un condón, un diafragma o un capuchón cervical. PARA QUE LO SEPAS: ¡lee las instrucciones y no te hagas una ducha vaginal! Tal como aconsejo en el capítulo P, no deberías hacerlo nunca, y, en lo referente al sexo, es una práctica que no evita el embarazo y que puede predisponerte a contraer infecciones.

> *¡Alerta por ruido! Una paciente me aseguró que hacerlo con un condón femenino suena como si abrieras una bolsa de caramelos en el silencio del cine.*
>
> ALYSSA DWECK

DIAFRAGMA. ¿Eso que tienes entre las piernas es un ovni? El diafragma es un objeto de látex redondo y con forma de cúpula, reutilizable y rodeado por un anillo flexible. Se introduce en la vagina antes del coito para obstruir el acceso al cuello del útero. Se debe usar con un gel o crema espermicida.

> *Algunos hombres merecen una esponja, y otros simple y llanamente no.*
> ELAINE, en *Seinfeld*

CONDONES. Son finas barreras de látex, plástico o productos naturales. Parecen globos alargados y desinflados. Los hay femeninos y masculinos. El masculino se coloca en el pene. El femenino se introduce en la vagina. Ambos logran evitar que el semen penetre en la vagina y llegue hasta el óvulo.

ESPONJA. Un método anticonceptivo de forma esférica fabricado con esponja sintética y cubierto de espermicida. Se introduce en la vagina para obstruir el cuello del útero. Se puede llevar durante 30 horas y colocarse 24 horas antes del coito. No es necesario retirarla después de cada acto sexual a lo largo de esas 30 horas, ¡bien!, pero tiene una tasa de fallos del 16 al 30 % (¡oh!). NO uses la esponja si tienes la menstruación, si hace menos de seis semanas que diste a luz o si has sufrido algún episodio de síndrome del shock tóxico (SST).

CAPUCHÓN CERVICAL. Es una pequeña copa de látex que se introduce en la vagina antes del coito. Debe colocarlo un profesional médico para que encaje en el cuello del útero. Es similar al diafragma porque obstruye el cérvix para que el esperma no pueda llegar al útero y debe usarse junto con un espermicida. Sin embargo, es más pequeño que el diafragma.

APUNTE. El 29 % de los hombres y el 32 % de las mujeres aseguran saber «poco o muy poco» sobre los condones.

CÓMO USAR EL DIAFRAGMA

Aunque no necesitas receta, tu ginecólogo debe determinar el tamaño adecuado y te enseñará cómo colocártelo. Si no te quedó claro cómo hacerlo, aquí tienes una guía paso a paso.

1. Lávate las manos con agua y jabón.
2. Examina el diafragma por si tuviera algún agujerito.
3. Llénalo de espermicida y extiende una capa en torno al anillo.
4. Siéntate, inclínate, acuéstate o quédate de pie y apoya un pie en una silla, como más cómoda estés.
5. Separa los labios vaginales con una mano y con la otra presiona el anillo hasta doblarlo por la mitad. Después, introdúcelo en la vagina hasta el fondo. La parte rígida del anillo debe quedar detrás del hueso púbico sin que sientas ninguna molestia (mira la ilustración de la página 41).
6. Comprueba que el cuello del útero esté obstruido. Sabrás que has encontrado el sitio correcto si tocas algo similar a la punta de la nariz.
7. Puedes colocarte el diafragma 6 horas antes del coito y debes dejarlo al menos 6 horas después, pero retíralo antes de que pasen 24 horas. No te lo quites si practicas el coito más de una vez, pero aplícate más espermicida..
8. Debes aplicarte el espermicida unas dos horas antes del coito y cada vez que lo hagas, sin importar cuánto tiempo haya pasado entre uno y otro.
9. Para quitarte el diafragma, lávate las manos con agua y jabón, presiona con un dedo sobre el anillo para doblarlo y sácalo.
10. Lávalo con agua tibia y jabón y guárdalo en su caja.
11. Evita los lubricantes de base aceitosa y el talco.
12. No lo uses si eres alérgica al látex o si los espermicidas te irritan.

Usa el diafragma siempre que haya posibilidad de un embarazo.

P: ¿Qué es un diafragma?
R: Una cama elástica para capullos.

¡HORMONAS... SOCORRO!

Los anticonceptivos hormonales son la píldora, el anillo, el parche, la inyección y el implante subdérmico. Los métodos combinados, que son la píldora, el parche y el anillo, inhiben la ovulación. Contienen estrógeno y progesterona sintéticos, que estabilizan los niveles hormonales y previenen el aumento de estrógenos de mitad del ciclo. Así, la glándula pituitaria (situada en el cerebro y que regula la ovulación, entre otras cosas) no libera la hormona foliculoestimulante (FSH) ni la lutropina (LH), la señal habitual para que los ovarios liberen un óvulo maduro. De esta manera se inhibe la ovulación.

La progestina también actúa sobre el endometrio, evitando el sangrado entre periodos. La progesterona sintética también puede:

- Evitar la producción de LH, inhibiendo la ovulación.

- Actuar sobre el endometrio, convirtiéndolo en un medio hostil para el óvulo fecundado.

- Limitar la capacidad del espermatozoide para fecundar al óvulo.

- Engrosar la mucosidad que rodea el cuello del útero para dificultar la movilidad del espermatozoide.

Existen anticonceptivos hormonales solo de progestina: inyecciones, parches, implantes subcutáneos, la minipíldora e incluso un DIU hormonal. Aunque pueden inhibir la ovulación, no siempre lo hacen.

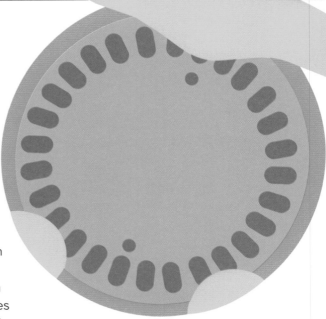

ANTICONCEPTIVOS HORMONALES O LA PÍLDORA. En lo referente a la píldora, hay muchas marcas y composiciones disponibles, con distintas cantidades de estrógeno y progestina. Algunas permiten un ciclo completo, mientras que con otras la menstruación aparece cada tres meses o no aparece. Consulta el mejor método con tu ginecólogo. Habla también sobre los efectos secundarios. Ya que estás, saca el tema de la minipíldora, que solo lleva progesterona y que es ideal para fumadoras, mayores de 35 o madres lactantes, aunque es un poco menos fiable que la píldora combinada. PARA QUE LO SEPAS: La fertilidad se recupera en cuanto dejas de tomar cualquier tipo de píldora... al día siguiente.

RECETA MÉDICA. Se necesita receta para todos estos métodos y ninguno protege de las ETS.

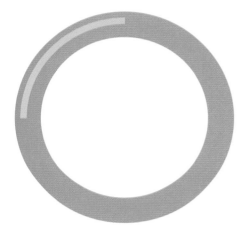

Mi método anticonceptivo más reciente consiste en dejar la luz encendida.

JOAN RIVERS

ANILLO VAGINAL ANTICONCEPTIVO
(NuvaRing). Es un anillo flexible de plástico,
fácil de introducir en la vagina y que libera una
mezcla de estrógeno y progestina. Se lleva
durante 21 días y después se quita durante 7,
momento en el que tendrás el periodo. Si lo
prefieres, puedes usarlo continuamente y
cambiártelo cada tres semanas, para no
menstruar. Sigue las instrucciones al pie
de la letra.

PARCHE ANTICONCEPTIVO (Ortho Evra).
Si eliges el parche anticonceptivo, no tendrás
que tomarte las hormonas por vía oral. Es una
pequeña lámina adhesiva de plástico que se
pega a la piel. Libera hormonas que se absorben
a través de la piel y que pasan directamente al
torrente sanguíneo. Tu trabajo consiste en
ponerte uno nuevo todas las semanas. La tasa
de fallo aumenta en aquellas mujeres que pesan
más de 90 kilos. Además, es más probable sufrir
una trombosis con el parche que con la píldora.

**IMPLANTE ANTICONCEPTIVO
SUBDÉRMICO.** Es una varilla flexible que libera
progestina y que el profesional médico te coloca
en el brazo, bajo la piel. Tiene una duración de
tres años y se quita con facilidad. La gran
ventaja es que te olvidas por completo de
todo. Extra: viva el sexo imprevisto. ¿A quién
le apetece un aquí te pillo, aquí te mato?

INYECCIÓN ANTICONCEPTIVA. Es una
inyección trimestral de progestina (AMPD o
acetato de medroxiprogesterona). Desventaja:
muchas mujeres engordan.

¡HAZ ALGO! La mitad de los
embarazos en Estados Unidos
son no deseados.

DIU. El DIU es una T flexible de plástico que se introduce en el útero para evitar el embarazo. Hay dos tipos: el de cobre y el de progestina (la hormona de las píldoras anticonceptivas). El DIU de cobre puede durar hasta diez años y su función es la de impedir el paso de los espermatozoides para que no lleguen al óvulo. El DIU hormonal puede durar de tres a cinco años, según cuál sea, y su función consiste en engrosar el moco cervical y adelgazar el endometrio.

PÍLDORA DEL DÍA DESPUÉS. ¡Ojo! Este es un método anticonceptivo de emergencia. Es un tratamiento para evitar el embarazo después de haber practicado el sexo sin protección (un condón roto, por ejemplo). Se puede comprar en farmacias a partir de los 16 años. Debes tomarla lo antes posible. Se ha demostrado que es más efectiva si se toma durante los cinco días posteriores al coito sin protección. No es una píldora abortiva. Es un método contraceptivo poscoital y evita el embarazo en un 75 % de los casos si se toma de manera correcta.

PARA QUE LO SEPAS. Antes de elegir un método anticonceptivo, habla con tu médico y con tu pareja. Sopesa el riesgo de embarazo (todos tienen alguno, desde menos de un 1 % hasta mucho más), los efectos secundarios (si los hay) y las contraindicaciones.

¿QUÉ ES LO QUE NO TE PROTEGE DE UN EMBARAZO?

LAS DUCHAS VAGINALES. Introducirte agua o cualquier otro líquido en la vagina después del coito no mata a los espermatozoides ni previene el embarazo.

UN ENVOLTORIO DE PLÁSTICO EN VEZ DE UN CONDÓN. El plástico puede romperse y permitir el paso de los espermatozoides.

PRACTICAR EL SEXO POR PRIMERA VEZ. Te puedes quedar embarazada aunque sea tu primera vez.

UNA POSTURA DETERMINADA. Da igual que estéis de pie, sentados, de rodillas o como sea, si su pene te penetra (o se acerca demasiado), te puedes quedar embarazada, amiga.

SI ESTÁS SEGURA DE QUE NO QUIERES UN BEBÉ

La ligadura de trompas es un procedimiento quirúrgico para cortar o bloquear las trompas de Falopio y así evitar el embarazo. No hay cambios hormonales. Es una operación que se realiza en el quirófano con anestesia general, aunque es poco invasiva, y que no suele requerir de un ingreso hospitalario. También se puede realizar durante una cesárea. La tasa de fallo es inferior al 1 %. Sin embargo, existe el riesgo (muy bajo, pero ahí está) de sufrir un embarazo ectópico (un embarazo no viable porque el óvulo fecundado se aloja en las trompas de Falopio y no en el útero). Hay ligaduras de trompas reversibles.

Entre los métodos de obstrucción de las trompas están los Essure, unos muelles delgados que se introducen en las trompas mediante una histeroscopia a través de la vagina. Alrededor de los muelles se crea un tejido cicatrizante que acaba bloqueando las trompas. Es un procedimiento ambulatorio que necesita anestesia local. Tres meses después de la colocación se realiza una histerosalpingografía para confirmar que las trompas están obstruidas. Un 15 % de las mujeres necesita una segunda intervención.

La vasectomía es una cirugía de esterilización masculina mediante la cual se obstruyen o se cortan los conductos deferentes, los tubos por los que pasa el semen desde los testículos. Es una cirugía ambulatoria que se hace con anestesia local. Tarda hasta tres meses en ser efectiva. La tasa de fallos es inferior al 1 %.

> *¿Un anticonceptivo que nunca falla? Todas las noches antes de acostarnos pasamos una hora con nuestros hijos.*
>
> ROSEANNE BARR

¿HAY MÁS OPCIONES?

Bueno, la abstinencia, que consiste en no practicar el coito. Aunque algunos se abstienen de toda actividad sexual. Es el único método infalible al cien por cien. Pero no es muy divertido.

La abstinencia programada intenta predecir el momento más fértil para evitar el coito durante ese periodo. Se hace así:

Con el calendario. Cuenta desde el primer día de tu último periodo y calcula cuáles son tus días fértiles. Si tu ciclo es de entre 28 y 30 días (desde el primer día que empiezas a sangrar hasta el primer día del siguiente ciclo) debes evitar el coito desde el día 10 hasta el 19. Este método no se recomienda si tus ciclos son irregulares o si eres una madre lactante.

Con la temperatura basal. Tómate la temperatura todas las mañanas (antes de levantarte de la cama) porque es más alta cuando ovulas, casi medio grado más. Por tanto, evita el coito en mitad del ciclo o cuando se acerque la ovulación. En un ciclo de 28 días con el pico máximo de temperatura en el día 14, hay que evitar el coito desde el día 10 hasta el 18. Desde el día 1 hasta que suba la temperatura, debería ser seguro. Este método puede no funcionar si eres una madre lactante o estás en la perimenopausia.

Con el moco cervical, que es más líquido y elástico cuando estás ovulando. Para evitar el embarazo, no practiques el coito desde que aparezca el moco cervical elástico hasta que se haga más denso, tres o cuatro días después.

Con la marcha atrás o el coitus interruptus. Tu pareja saca el pene de tu vagina antes de eyacular. No funciona si tarda más de la cuenta o si ha salido un poco de esperma antes de la gran explosión.

La lactancia retrasa el regreso de la ovulación. Por eso a veces puede ser efectiva a la hora de prevenir otro embarazo, sobre todo en mujeres exclusivamente lactantes durante los seis primeros meses y que no menstrúan. Sin embargo, tal como aprendimos en el capítulo B, puedes quedarte embarazada en este periodo, porque no se sabe cuándo volverás a ovular antes de que aparezca tu primera menstruación. Simplemente es menos probable.

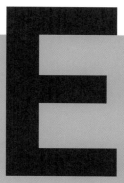

DE EVOLUCIÓN DE LA OVULACIÓN

La ovulación
y tú

LECCIÓN 1: LA OVULACIÓN (O EL CICLO HORMONAL/LUTROPINA)

¿En qué consiste la ovulación? Pues no es más que la liberación mensual del óvulo. En un ciclo medio de 28 días, la ovulación se produce alrededor de 14 días después del primer día de tu última regla. (PARA QUE LO SEPAS: día 1 siempre es el primer día de tu regla.) La cosa va de que cada mes madura un óvulo en el ovario de una menstruante. El óvulo está rodeado de una bolsa llamada folículo. Las células del folículo producen primero estrógenos, lo que provoca la liberación de lutropina por parte de la glándula pituitaria del cerebro, y luego el óvulo se libera. Las células

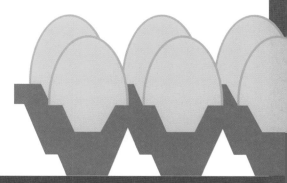

> *Es un hecho confirmado que los tíos se niegan a pedir ayuda para llegar a algún sitio. Es algo biológico. De ahí que se necesiten varios millones de espermatozoides... para localizar un óvulo, pese a que el óvulo es, a su lado, del tamaño de Wisconsin.*
>
> Dave Barry

del folículo proceden a producir progesterona y estrógenos. Esto prepara el endometrio para el embarazo si se fecunda el óvulo. Si no hay embarazo (y depende de tu situación, eso será una buena o una mala noticia), el óvulo se degenera y se expulsa el exceso de endometrio... y así tienes la regla, que es la expulsión de ese exceso.

Si quieres quedarte embarazada, deberías practicar el coito de forma regular en la semana de tu ovulación... tengas ganas o no. Para evitar embarazos, usa anticonceptivos o evita el sexo cuando estés ovulando.

¿CÓMO SÉ CUÁNDO ESTOY OVULANDO O SI LO HAGO?

Se puede saber. Créeme. Marca tu regla en un calendario durante varios meses. Si tienes un ciclo regular de 28 días, siendo el día 1 el primero que sangras, ovularás alrededor del día 14. Si tienes un ciclo más corto o más largo, cuenta 14 días desde el primer día de sangrado y ese será el de tu ovulación. Hay varios métodos para controlar tu ciclo.

ATENTA A LOS SÍNTOMAS

La mayoría experimentamos uno o varios:

- Cierta incomodidad.

- Pechos sensibles.

- Justo antes de la ovulación, se produce más moco cervical y se vuelve translúcido y viscoso. Piensa en la clara de huevo cruda.

- Estás más excitada.

APUNTE. ¿Cómo? Si estás ovulando, resulta que un tío lo puede oler. La señal olfativa activa automáticamente su producción de testosterona y lo prepara para un revolcón. Eso dice un estudio de la Universidad de Florida que se publicó en la revista *Psychological Science.*

CONTROLA TU TEMPERATURA BASAL

La temperatura basal (la que tienes mientras reposas o duermes y que es la más baja) aumenta entre medio grado y un grado durante la ovulación. Para controlarla, tómate la temperatura a primera hora de la mañana todos los días, antes de levantarte. Anota la temperatura en un gráfico que muestre tu ciclo menstrual. Deberías ver un patrón con un ligero aumento de la temperatura entre 24 y 48 horas después de ovular. En los meses siguientes podrás predecir tu ovulación.

USA UN TEST DE OVULACIÓN O UN CONTROL DE FERTILIDAD

Puedes comprarlos sin receta en las farmacias. Son test de orina que miden la lutropina, una hormona que segrega la glándula pituitaria del cerebro. El aumento de lutropina predice la ovulación con un margen de 24 horas.

¡YA EXISTE UNA APP PARA ESO!

Mejor todavía: ¡usa una App! Hay apps para todo: para controlar tu regla y el imprescindible moco, para marcar los días fértiles de cada mes, incluso para animarte a mantener relaciones sexuales con el fin de aumentar tus posibilidades de quedarte embarazada.

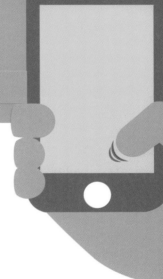

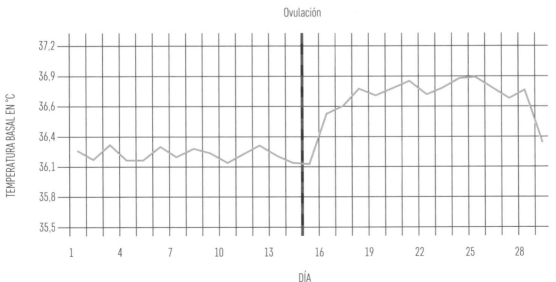

Ovulación

TEMPERATURA BASAL EN °C

37,2

36,9

36,6

36,4

36,1

35,8

35,5

1   4   7   10   13   16   19   22   25   28

DÍA

> *Si tanto cuesta quedarse embarazada, ¿cómo es que hay tantos niños llorones en los aviones?*
>
> SAMANTHA, en *Sexo en Nueva York*

SIEMPRE SÉ CUANDO OVULO PORQUE ¡DUELE HORRORES!

Bienvenida al mundo del Mittelschmerz. Ya, parece una ópera alemana, pero literalmente significa «dolor medio» y es la palabra que designa la incomodidad que se siente al ovular. Para algunas, es una leve molestia o un tirón en el bajo vientre o en la base de la espalda. Pero para otras, ovular duele mucho. El dolor puede cambiar de costado y, como un reloj, llega siempre a mitad de ciclo. Puede durar minutos u horas, y suele ser agudo y con espasmos. La hinchazón y las molestias a veces se alargan entre 24 y 48 horas. Puedes tratarte con ibuprofeno un día antes de la ovulación prevista o aplicarte calor. La píldora anticonceptiva es un tratamiento habitual. ¿Por qué? Porque evita la ovulación. Si tus síntomas de Mittelschmerz duran más de dos o tres días, díselo a tu médico, porque puede existir otro motivo que explique el dolor.

LLEVAMOS INTENTÁNDOLO MÁS DE UN AÑO Y NO ME QUEDO EMBARAZADA. ¿QUÉ PASA?

En fin, depende. Te doy los datos: tenemos entre 1 y 2 millones de óvulos al nacer. En la pubertad, tenemos entre 300 000 y 400 000. De esos, entre 300 y 400 se ovularán durante la etapa reproductiva de la mujer. No produces óvulos nuevos... jamás. (Los hombres, en cambio, producen esperma todo el tiempo a lo largo de casi toda su vida.) Los óvulos se degeneran durante el embarazo, con el uso de píldoras anticonceptivas y de forma natural al envejecer, hasta la menopausia, momento en que desaparecen todos.

¿EN SERIO? Las mujeres que están ovulando identifican a un gay mejor que el resto, según un estudio de la revista *Psychological Science*. En parte se debe a que su subconsciente es capaz de elegir mejor a una pareja masculina receptiva. Vaya, vaya...

RESERVA OVÁRICA

El término se refiere al número y a la calidad de tus óvulos y, por tanto, a tu capacidad para quedarte embarazada. Dado que ahora muchas mujeres deciden retrasar la maternidad por motivos varios, como avanzar en su profesión o sus estudios, la reserva ovárica y las pruebas para medirla son más importantes que nunca. Por desgracia, la degeneración de la reserva ovárica es irreversible. Se ve afectada por:

- **La edad:** posiblemente desde los 32, seguro desde los 35 y más todavía a los 40.
- **Factores externos:** como fumar o haber recibido quimioterapia o radioterapia.
- **Genética:** los antecedentes familiares de menopausia precoz o de cirugía ovárica, como extirpación de quistes o de los ovarios.

PRUEBAS

Para comprobar tu reserva ovárica se necesita un análisis de sangre que mida el nivel de la hormona foliculoestimulante (FSH) y de estradiol el segundo día de ciclo. El nivel de hormonas antimüllerianas se puede medir cualquier día. Se considera que si la prueba de hormonas foliculoestimulantes da más de 12 o la de antimüllerianas da menos de 1, puede haber una reserva ovárica dañada y problemas de fertilidad. Pero ¡no saques conclusiones todavía! Los resultados varían según cada laboratorio, así que debes comentar los resultados con tu médico. Y recuerda que la reserva ovárica solo es una pieza del rompecabezas y que existen otras pruebas más avanzadas.

APUNTE. ¿Problemas para quedarte embarazada? No estás sola. Según el Centro para el Control y la Prevención de Enfermedades, 7,3 millones de estadounidenses entre 15 y 44 años han usado tratamientos contra la infertilidad.

¿PUEDE SER QUE NUNCA HAYA OVULADO AUNQUE A VECES TENGO LA REGLA?

Pues sí. El síndrome de ovarios poliquísticos es una enfermedad que impide la ovulación o provoca una ovulación ocasional a causa del desequilibrio hormonal. Las mujeres con el síndrome producen un exceso de andrógenos, una hormona masculina. Suelen tener reglas muy irregulares o no tenerlas, y a menudo les cuesta quedarse embarazadas. A algunas les sale acné y les crece vello en zonas típicamente masculinas, como el bigote, la barbilla, el pecho, el bajo vientre o los muslos. Muchas mujeres con este síndrome producen demasiada insulina, que además no funciona como debe. Eso acaba en obesidad y problemas para perder peso. El riesgo de sufrir diabetes, cáncer de útero, hipertensión o enfermedades coronarias es mucho más alto que en otras mujeres. Pero hay tratamientos que incluyen una dieta específica (más sana, con pocas calorías para bajar de peso), ejercicio, depilación, medicación contra la diabetes y píldoras anticonceptivas. Normalmente estas mujeres necesitan tratamientos de fertilidad para quedarse embarazadas.

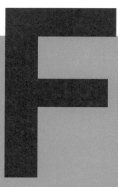

F

DE FUNGI

Los hongos y otras infecciones
malolientes

Que sí, que las setas son hongos y están
buenísimas, pero, cuando no hablamos de
comida, los hongos no son el mejor tema de
conversación, así que vamos a liquidarlos
prontito. Por cierto: es el mejor consejo si tienes
una infección vaginal por hongos.

Resumiendo: la pequeña cantidad de fluido
translúcido o blanquecino que sale de tu vagina
a diario es normal. Tómatelo como un hidratante
estupendo, amiga, porque es eso. Gracias a
dicho fluido tus partes femeninas están
lubricadas y sanas. Y no te preocupes por las
pequeñas diferencias de color o cantidad,
porque varía según el día del ciclo menstrual
y también de una mujer a otra.

En aras de la paridad, la conocida marca de harinas estadounidense Pillsbury decidió añadir a su mascota Dough Boy una versión femenina llamada Dough Girl. Desgraciadamente, faltó a su primer día como panadera porque tenía una infección causada por hongos. Ja, ja, ja.

Como suele pasar con todo lo relacionado con el cuerpo, si buscas información en internet sobre algo que te pasa, seguro que acabas con una respuesta disparatada. En lo referente a los fluidos femeninos, lo normal es que se abochorne a cualquiera que manche las bragas con alguna secreción. Te aseguro que algunas mujeres tienen secreciones vaginales todos o casi todos los días. ¡Y es normal que haya un aumento a mitad de ciclo con la ovulación! ¿Me oyes? ¡NORMAL! Que me pierdo... Tu vagina contiene un montón de microorganismos, incluidos hongos y bacterias. Pero a veces algo se tuerce. Veamos algunas de las cosas que pueden pasar.

HONGOS. Las infecciones por hongos las causa un amigo al que es mejor no ver, el hongo llamado *Candida*. Es normalísimo y visita a mujeres de todas las edades. El síntoma más habitual es picor en la vulva y en la vagina. También puedes tener secreciones espesas, blanquecinas y grumosas, como cuajada, y otros síntomas como dolor o escozor al orinar, molestias o irritación en la vulva o durante el coito, e hinchazón y enrojecimiento en la vulva y en la vagina. El riesgo de padecer una candidiasis aumenta al usar antibióticos, anticonceptivos hormonales, dispositivos como la esponja o el diafragma, al llevar salvaslips o pantis a todas horas o al dejarte puesto el bañador mojado o la ropa de deporte sudada. Son más comunes si tienes el sistema inmunitario debilitado por otras infecciones como el VIH o ciertos medicamentos, como los esteroides o la quimioterapia, o si estás embarazada o tienes diabetes (sobre todo si tienes el azúcar descontrolado). Aunque no es una ETS, puede ocurrir con más asiduidad si se mantienen relaciones sexuales frecuentes, sobre todo con el sexo oral.

El tratamiento de una infección por hongos consiste en pastillas orales o medicamentos vaginales con cremas u óvulos. Si es una infección simple, seguramente desaparecerá en un par de días con tratamiento. Si te sucede de forma recurrente (más de 4 veces al año), necesitarás repetir el tratamiento. Dado que estas infecciones rara vez se transmiten a la pareja sexual, no se recomienda tratamiento para tu pareja. Salvo que esta tenga los síntomas (en hombres son rojeces, sarpullidos y el mismo picor y escozor que en las mujeres).

PARA QUE LO SEPAS.
Muchas mujeres se tratan con medicamentos sin receta cuando creen que tienen una infección por hongos. A veces se equivocan y eso puede complicarle el diagnóstico al ginecólogo, porque el tratamiento inadecuado en ocasiones provoca más irritación. Es un círculo vicioso, frustrante para ti... y para tu médico.

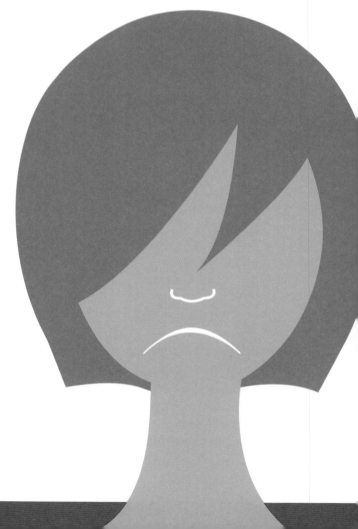

VAGINITIS. Esto... ¿se te olvidó el tampón? Lo pregunto porque la infección suele ser la reacción del cuerpo a un desequilibrio en la flora vaginal provocado normalmente por un objeto extraño. Ni te imaginas la cantidad de mujeres que acude a mi consulta por un tampón olvidado... y créeme, huele a la legua o, mejor dicho, desde la sala de espera. Perdona la franqueza, pero ocurre. Si te ha pasado, seguro que te has sentido muy tonta, pero al menos sabes que no eres la única. También puede ser cosa de un condón perdido. Otros causantes de la vaginitis son el espermicida con nonoxynol-9 (lee las etiquetas con atención) o geles muy perfumados, o cambios hormonales como la menopausia o el embarazo. Ah, si te pica la vulva, la vagina o los labios, tienes rojeces, escozor, molestias o hinchazón en la piel de la vulva, o dolor abdominal, al mantener relaciones o al orinar, acuérdate de la vaginitis y ve a tu ginecólogo a la voz de ya.

VAGINOSIS BACTERIANA (VB). ¿Tienes VB? En fin, es difícil no darse cuenta. Lo notarás porque habrá un aumento notable de fluido (gris y líquido) que olerá a pescado. También puede que te pique y que sangres después del coito. ¿Qué provoca este caos en la vagina? Pues el desequilibrio de la flora que puede producirse debido a múltiples o nuevas parejas sexuales, duchas vaginales, fumar, o porque sí... a saber. ¡A veces lo ignoramos! Aunque no se considera que la VB sea una ETS, es más habitual cuando se practica el sexo. La VB no es peligrosa de por sí, pero puede aumentar el riesgo de contagio del VIH, de transmisión de otras ETS, de partos prematuros y de infecciones posquirúrgicas. Tu ginecólogo, si la diagnostica, te mandará un tratamiento con antibióticos orales o intravaginales. Nota: la VB puede ser recurrente, y, si es el caso, tendrás que someterte a un tratamiento más frecuente o prolongado de antibióticos. Una buena forma de evitar todo este lío es usar preservativos.

A veces, si un caso de VB es muy duro de roer, receto óvulos de ácido bórico (¡sí, eso que también mata cucarachas!) para controlar el pH vaginal y evitar infecciones crónicas o recurrentes. Los óvulos de ácido bórico se compran en farmacias, no en cualquier tienda. También hay productos de parafarmacia sin receta que aseguran equilibrar el pH vaginal, como los probióticos.

ÚSALA O DILE ADIÓS. La actividad sexual frecuente mantiene las partes femeninas sanas, lubricadas y perfectas, siempre que la higiene sea adecuada y uses lubricante en caso de sequedad. Si practicas mucho sexo en pareja o te masturbas a menudo, tu vagina se mantendrá flexible y elástica. ¡Adelante!

VAGINITIS ATRÓFICA. Añádela a la lista de «Desventajas de envejecer». Aparece cuando dejas de producir estrógenos y tus cansadas partes femeninas pierden la flor de la juventud y la elasticidad, y se vuelven delgadas, delicadas y, en fin, secas. ¡Un momento! No siempre es la menopausia la causante. Podría ser la lactancia, el puerperio o tomar un medicamento antiestrógenos. El cambio en tu vagina no se da de un día para otro, aunque lo notarás. Puede haber inflamación, adelgazamiento de las paredes vaginales y del tejido del tracto urinario inferior, acortamiento y estrechamiento de la vagina, con pérdida de elasticidad y de secreciones. Además, puede dañarse con más facilidad. Resumiendo, podrías sangrar incluso durante una simple citología. Por si no bastara con eso, el adelgazamiento del tejido puede provocar picor, escozor, infecciones, relaciones sexuales dolorosas, sangrado, molestias al orinar e incontinencia. Tu ginecólogo te dará las malas noticias. ¿Hay alguna buena? ¡Sí! Se pueden controlar los síntomas con hidratantes vaginales, de la misma manera que te pones crema corporal a diario. Marcas conocidas son Isdin y Vaginesil. Mi preferida es la que lleva ácido hialurónico, vitamina E y aloe vera. Puedes usar lubricantes para el coito. Los más populares son Durex y Control.

VAGINITIS PREADOLESCENTE

Puede producirse por una infección, una deformación congénita, un trauma o abuso sexual, problemas dermatológicos, un cuerpo extraño (el papel higiénico es lo más habitual) o parásitos intestinales, entre otras causas. Dado que los tejidos prepúberes son bajos en estrógenos, delicados y delgados, son más sensibles a irritaciones locales, a la presencia de cuerpos extraños y a las infecciones. Mamás, hablad sin tapujos con vuestras hijas de sus cuerpos, eso las ayudará mucho a estar sanas. Si hablas abiertamente con tu hija, se sentirá más cómoda con su cuerpo y estará más dispuesta a ir al médico si necesita tratamiento.

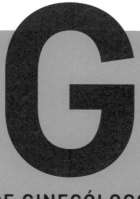

G

DE GINECÓLOGO

Una guía para disfrutar
de las revisiones ginecológicas

Es una lástima que, como suele ocurrir, no le
encuentres nada divertido a tu cita con el
ginecólogo. Igual que la mayoría de las mujeres,
seguramente tendrás un millón, o más bien
un trillón, de razones para no ir a su consulta.
Quizá te sientes avergonzada porque sufres
una enfermedad de transmisión sexual o porque
crees tenerla (¡una razón fantástica para
programar una visita!). O tal vez no notes nada
raro ahí abajo, así que no lo ves necesario.
O eres tímida y enseñar tus partes femeninas
a un médico es lo último que te apetece hacer.
O pensar en las cosas malas que te pueda decir
te provoca una gran ansiedad y prefieres salir
con Voldemort a colocar los pies en los estribos.

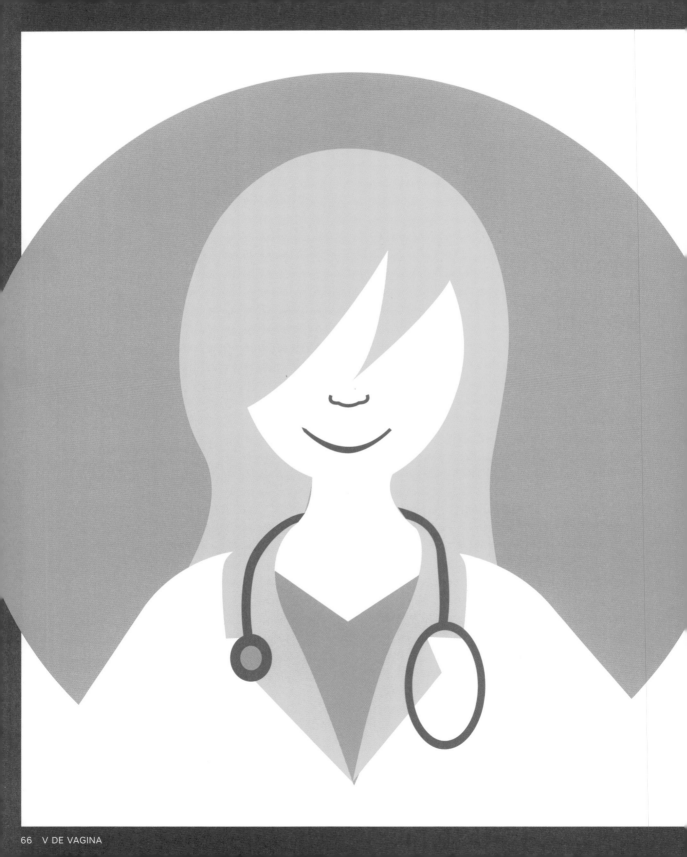

Vale, puede que me haya pasado un poco, pero seguro que lo pillas. Tus motivos tendrás. Sean los que sean, amiga mía, ¡supéralos! Mantener tus partes femeninas saludables es una de las mejores cosas que puedes hacer por ti misma, y no hay nada más importante que tu salud y tu bienestar.

P: ¿En qué se diferencia un genealogista de un ginecólogo?
R: Un genealogista examina tu árbol genealógico. Un ginecólogo te examina el bosque.

MI GINE ME HACE UN MILLÓN DE PREGUNTAS ANTES DE ABRIRME DE PIERNAS. ¿ES NORMAL O ES MUY COTILLA?

Parece que has dado con un buen profesional. No te cortes. ¡Habla! Cuanta más información tenga, mejor podrá tratarte.

Cuando vayas a un gine por primera vez, esto es lo que debería preguntarte:

- El motivo de tu visita (siempre debe preguntártelo, aunque no sea tu primera vez), tu edad, tu historial ginecológico, en el que se incluyen tus embarazos (si has tenido partos vaginales o por cesárea, abortos espontáneos, abortos voluntarios, complicaciones o circunstancias especiales que sean relevantes). También debería preguntarte sobre tus ciclos menstruales (la edad a la que tuviste tu primera menstruación o cuándo te llegó la menopausia, la regularidad de tu ciclo, si es o no abundante y la duración, si es o no doloroso, si sufres hemorragias, si sufres sofocos o sudores nocturnos, si usas tampones o compresas, y si tienes problemas con los tampones). Espera, que no hemos acabado...

- También debería preguntarte por los resultados de tus anteriores citologías y si has tomado algún tratamiento para algún problema.

- Si has tenido alguna ETS o alguna infección frecuente, un quiste en los ovarios, un mioma, pólipos, endometriosis u ovarios poliquísticos, y si has tomado DES (dietilestilbestrol, un estrógeno sintético que se usaba a mediados del siglo xx).

- ¿Algún problema con la orina o con los intestinos? Y no hemos acabado.

- Seguimos con tu historial sexual. ¿Tienes una vida sexual activa, y si es así, con hombres, con mujeres, o con ambos? ¿Tienes múltiples parejas? ¿Qué método anticonceptivo usas o has usado? ¿Tus relaciones son dolorosas? ¿Sufres de sequedad vaginal? ¿Tienes problemas de libido o para llegar al orgasmo?

- ¿Qué medicamentos tomas, incluyendo los recetados por el médico, los que no necesitan receta, vitaminas y los suplementos? ¿Tienes alergia a algún medicamento?

- Y le toca a tu historial médico general. ¿Algún problema actual o pasado de corazón, pulmón, tiroides, riñón, hígado? ¿Hemorragias, trombosis, problemas psiquiátricos, ingresos hospitalarios, y si es así, por qué? ¿Alguna operación? Un respiro y seguimos.

> *Un ginecólogo (a diferencia de una ginecóloga) es como un mecánico que nunca ha tenido coche.*
>
> CARRIE P. SNOW, humorista

- Estilo de vida: ¿fumas, y si es así, cuántos cigarros al día? ¿Bebes alcohol, y si es así, cuánto? ¿Consumes drogas? ¿Estás casada, soltera, tienes pareja, estás divorciada o viuda? ¿Eres víctima de algún abuso? ¿Eres estudiante o trabajas, si es así, a qué te dedicas? ¿Haces algún tipo de ejercicio?

- Tu especialista también querrá saber el historial médico de tu familia, sobre todo si han padecido algún tipo de cáncer las mujeres de tu familia, como cáncer de mama o de ovarios. También querrá saber si tus familiares tienen historial de trombosis o de enfermedades coronarias.

Ahora que el especialista ha acabado con tu historial médico y con los temas de interés, llega el examen.

—¿Y una mezcla entre ginecólogo y esteticista que haga la cera?
—¡Esa consulta sería un bombazo!
ABBI E ILANA, hablando en *Broad City*

¿CÓMO DEBE SER UNA BUENA REVISIÓN ANUAL?

El proceso habitual es que anoten tu peso (en mi consulta, para pesarse las pacientes se quitan los cinturones, los zapatos, la ropa e incluso las joyas. ¿Las alianzas? ¡También!), tu presión sanguínea, tu pulso y tu temperatura. Luego pueden examinarte en busca de erupciones cutáneas o decoloraciones. Te palparán el cuello para examinarte la tiroides o en busca de nódulos o bultos. También suele hacerse una exploración de senos, primero estando sentada y luego tumbada, en busca de simetría, dolor, bultos, cambios en la piel, secreción de los pezones y bultos en las axilas. Además deberían explorarte el abdomen para comprobar si hay dolor, bultos o algún órgano agrandado.

Y ahora viene lo «divertido». El ginecólogo te introducirá un espéculo en la vagina para examinar las paredes y el cuello del útero. Tal vez tome muestras para descartar una infección y hacer una citología. Después realizará una exploración manual, introduciendo uno o dos dedos en la vagina para palpar y elevar los órganos de la pelvis al tiempo que presiona el abdomen con la otra mano para examinar el cuello del útero, el útero y los ovarios, y ver su tamaño, si hay dolor, la movilidad y la consistencia. ¿Y ya está? Quizá no. A las mujeres demasiado jóvenes para tolerar un examen vaginal, se les hace a veces un examen rectal para reconocer la parte posterior del útero y los ovarios, y descartar irregularidades en el recto, sangre en las heces o masas tumorales.

POSIBLES PRUEBAS

Se pueden hacer una citología o un test para descartar el VPH, cultivos en busca de infecciones y análisis de sangre y de orina. Además, tu ginecólogo puede recomendarte una ecografía pélvica, una mamografía o una ecografía de mamas, y una densitometría ósea, así como aconsejarte (o no) ciertas vacunas o que acudas a determinados especialistas médicos.

NO SÉ LO QUE MI MÉDICO HACE AHÍ ABAJO

Estás en la silla, con los pies en los estribos, y te sientes expuesta y vulnerable. ¡Bienvenida! Eso es un examen pélvico. Yo he hecho miles, así que voy a contarte de qué va todo. Primero te examinarán la vulva, lo que incluye un examen del vello púbico, la piel, los labios mayores y menores, el clítoris, la abertura de la uretra, las distintas glándulas, el himen o los restos del mismo (alguna cicatriz o cambios en el contorno provocados por su rotura) y el ano.

> *Y después sacó un espéculo del tamaño de una batidora.*
>
> Tina Fey, *Bossypants*

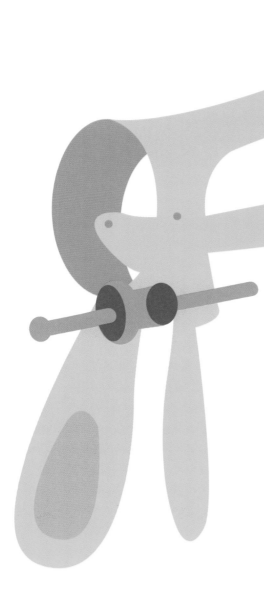

OYE, ¿ADÓNDE VAS CON ESE ESPÉCULO TAN GRANDE?

Vale, vale, lo pillo, pero esto es así. Los ginecólogos necesitamos un espéculo para examinar el interior de la vagina y ver el cuello del útero con claridad. Advertencia para sensibles: ¿estás preparada? El ginecólogo cuenta con una amplia variedad de espéculos vaginales (metálicos o de plástico, anchos o estrechos, largos o pediátricos) para realizar la exploración. La mayoría consta de dos hojas (no afiladas, tranquila, es que se llaman así) y un mango. Parece el pico de un pato. Una vez que las hojas están en la vagina, se abren mediante un tornillo lateral. Si te pones nerviosa, respira profundamente. Es una reacción normal.

¿CADA CUÁNTO DEBO HACERME UNA REVISIÓN GINECOLÓGICA?

Quiero hablarte de un tema que se está tratando mucho últimamente y que a algunos ginecólogos nos tiene muy cabreados: la moda de que no es necesario un examen pélvico (ni manual ni con el espéculo) a menos que haya síntomas problemáticos. De hecho, algunos estudios realizados por ciertas asociaciones estadounidenses llegan a afirmar que no se ha comprobado la efectividad real del examen pélvico a la hora de mejorar la calidad de vida o de reducir la incidencia de ciertas patologías o la mortalidad directa. Hablando en plata, que no hay pruebas que demuestren que una revisión anual sea necesaria para mantener saludables tus partes femeninas.

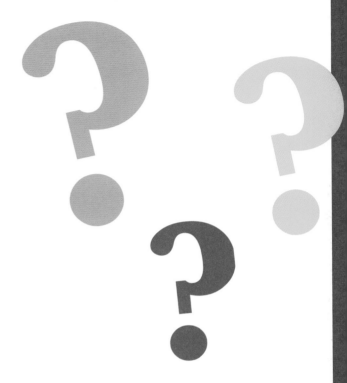

Vale, eso es lo que dicen ellos. Y sus estudios merecen una mención. Pero la Sociedad Estadounidense de Obstetricia y Ginecología recomienda una revisión pélvica anual a partir de los 21 años, aunque no hayan encontrado pruebas fehacientes que confirmen la efectividad real de las revisiones anuales. En mujeres asintomáticas y sin riesgo (es decir, sanas) se establece que la decisión de llevar a cabo revisiones anuales es algo entre la paciente y el especialista.

¿Qué puede hacer un ginecólogo? ¿Qué puedes hacer tú? En mi opinión, las revisiones anuales son importantes. Si hay necesidad o no de un examen pélvico es una cuestión que debe decidirse caso a caso.

¿Y la citología? ¿Debe hacerse anualmente? De hecho, se recomienda una citología cada tres años para mujeres que estén entre los 21 y los 65 años y no se encuentren en un grupo de riesgo ni tengan síntoma alguno; y un test para descartar el VPH cada cinco años.

Pero hay que resaltar que la visita al ginecólogo consiste en mucho más que en un simple examen pélvico y una citología. Aunque no te toque hacerte la citología, la revisión anual le permite a tu ginecólogo examinar muchas otras cosas, sobre todo si eres una de esas mujeres que no visitas a ningún otro especialista (yo no lo recomiendo, pero es muy habitual).

> *Tu ginecólogo debería mostrarse (siempre) sensible y no juzgarte. Ningún tema es tabú. ¡En serio!*
>
> ALYSSA DWECK

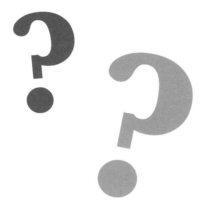

RAZONES PARA VISITAR AL GINECÓLOGO (APARTE DE LA REVISIÓN ANUAL)

- Secreciones vaginales
- Hemorragias atípicas
- Dolor
- Problemas de micción
- Problemas de senos
- Problemas sexuales
- Dificultad para quedarse embarazada

Nota: Según la Sociedad Estadounidense de Obstetricia y Ginecología, las lesbianas tienen un riesgo mayor de sufrir ciertos tipos de cáncer (colon, pulmón, útero, ovarios y mama), enfermedades cardiovasculares y diabetes, pero por lo general deberían someterse a las revisiones corrientes. Además, las ETS pueden transmitirse también entre mujeres.

¿A QUÉ EDAD SE DEBE REALIZAR LA PRIMERA VISITA AL GINECÓLOGO?

Según la Sociedad Estadounidense de Obstetricia y Ginecología, las jóvenes deben someterse a su primera revisión entre los 13 y los 15 años (antes si son sexualmente activas). La primera visita tal vez no incluya un examen pélvico, pero el especialista dará consejos, explicará métodos preventivos y realizará ciertos análisis. Se recomienda una analítica para descartar gonorrea en adolescentes sexualmente activas, y clamidia en todas las mujeres sexualmente activas mayores de 25 años o menores. (Las recomendaciones sobre citologías se encuentran en la página anterior.) Con suerte, la visita será agradable y no habrá problemas si es necesario volver en el futuro con una preocupación.

UN APUNTE SOBRE CONFIDENCIALIDAD.
La ley varía según cada país y determina si las adolescentes pueden ir al ginecólogo sin el conocimiento o autorización de sus padres o no. La ley también varía en lo referente al acceso a los resultados de las pruebas del VIH, la contracepción o los abortos voluntarios.

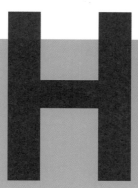

H

DE HORMONAS DURANTE LA MENOPAUSIA

Cómo saber cuándo te ha llegado.
Sofocos, jalapeños y demás

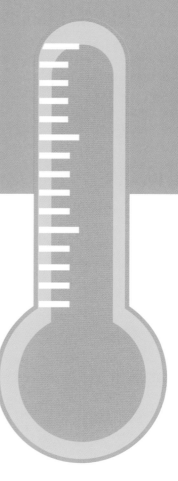

La menopausia es un tema sensible para muchas de las que nos acercamos a lo que parece un terreno accidentado o para las que ya están dando tumbos en él. Claro que hay muchas afortunadas que la superan como si nada, aunque ahora no vamos a hablar de ellas. Este año hay 19 millones de mujeres estadounidenses encaminándose a la menopausia y se estima que para 2025 haya en el mundo más de mil millones de mujeres en esa etapa. Y para muchas de ellas será como conducir un tráiler. ¡Agarrad bien el volante!

¡LOS SOFOCOS DEBERÍAN LLAMARSE SUBIDONES DE ENERGÍA!

Si los científicos descubren algún día la cura para los sofocos, nuestro mayor problema será el enfriamiento global.

¿QUÉ ES LA MENOPAUSIA?

Vale, lo explico sin exageraciones: es una etapa de tu vida, normalmente entre los 45 y los 55, durante la cual tus ovarios dejan de producir estrógeno y desaparece la menstruación. La edad media a la que se llega a la menopausia es de 51 años. Sencillo, ¿no? Bueno, pues hay más nombres que aprender, los de las distintas etapas anteriores y posteriores a la desaparición de la regla.

PERIMENOPAUSIA. La transición empieza cuando tus ciclos comienzan a cambiar. Pueden ser más o menos frecuentes, con mayor o menor sangrado, e incluso es posible que algún mes no aparezca. Este periodo de transición en ocasiones dura hasta diez años. La perimenopausia puede empezar a los cuarenta y pocos.

MENOPAUSIA. Clínicamente son doce meses seguidos con amenorrea (ausencia de menstruación) en una mujer mayor de 40, si no hay otro motivo. Se diagnostica a posteriori.

POSMENOPAUSIA. El periodo posterior a la menopausia.

¿PUEDO AVERIGUAR CUÁNDO VOY A LLEGAR A LA MENOPAUSIA?

¿Tienes una bola de cristal? Tampoco vas a necesitarla. Aunque predecir el momento exacto en el que entrarás en esa etapa es imposible, hay factores que pueden determinar su inicio.

GENÉTICA. Si las mujeres de tu familia han sufrido una menopausia temprana, es muy posible que a ti también te pase.

ESTILO DE VIDA. La edad de la menopausia se adelanta unos dos años en las fumadoras.

APUNTE. El 65 % de las encuestadas por el Social Issues Research Centre de Inglaterra de entre 50 y 64 años afirmó ser más feliz después de la menopausia que antes. El 66 % era más independiente. El 59 % disfrutaba más de sus relaciones de pareja y amigos.

CREO QUE ME HA LLEGADO. ¿QUÉ HAGO?

No mates a tu pareja. Es broma… o no.

En serio, si tienes más de 40 años y llevas un año sin tener la regla, es muy posible que se deba a la menopausia. La mayoría de las mujeres no necesitan una prueba para confirmarlo, sobre todo si sufren síntomas como sofocos, sudores nocturnos o sequedad vaginal. Un análisis hormonal, de FSH y estradiol por ejemplo, puede ser útil para confirmar el diagnóstico, pero no arrojará una respuesta definitiva porque los niveles hormonales varían mes a mes durante la perimenopausia.

ME HAN PRACTICADO UNA HISTERECTOMÍA. ¿TENDRÉ LA MENOPAUSIA?

Después de una histerectomía (más al respecto en la página 88), cuando ya no tienes útero (pero sí tienes ovarios), puede ser más difícil saber si estás en la menopausia, porque no menstrúas. Pueden aparecer síntomas típicos a medida que los ovarios dejen de funcionar y disminuyan los niveles de estrógenos. Si sufres síntomas molestos relacionados con la menopausia después de una histerectomía, ve al médico. Es el mismo caso de las mujeres que han dejado de menstruar después de una ablación endometrial (una operación realizada por un ginecólogo para evitar hemorragias, si bien el útero queda intacto y solo se extirpa el endometrio que provoca el sangrado mensual. Los ovarios no se tocan y no se ven afectados en absoluto).

CURIOSIDAD. Solo hay tres especies animales en las que las hembras sufren la menopausia: los elefantes, las ballenas jorobadas y los humanos.

¡MI REGLA SE HA VUELTO LOCA! SOLO QUIERO SABER SI ESTOY BIEN

La mayoría de las mujeres empieza a notar cambios en sus ciclos durante la perimenopausia. Si tú eres una de ellas, no te preocupes, los cambios son normales y pueden consistir en:

- Tener la regla con más o menos frecuencia que antes (lo normal es un ciclo de entre 21 y 45 días).

- Tener una regla más corta.

- Pasar meses sin la regla.

CHISTE TONTO. Primera regla del club de las menopáusicas: NO HAY REGLAS.

HAGAMOS UNA PAUSA

¿Eres una mujer sofocada? La sabiduría popular asegura que la mayoría de las mujeres que sufren sofocos los supera al cabo de 18 o 24 meses. ¡No tan rápido! Algunas desafortunadas pueden pasar años sufriendo sofocos, y cuanto antes aparecen, más sufre la mujer, según un estudio publicado en la *JAMA Internal Medicine*. En un grupo de mujeres muy variado desde el punto de vista racial, étnico y geográfico que sufrían sofocos frecuentes o sudores nocturnos (el estudio más importante llevado a cabo hasta la fecha) la duración media de los síntomas era de 7,4 años. Así que, aunque la mitad de las mujeres solo se veía afectada la mitad de ese periodo de tiempo, la otra mitad sufría los síntomas el doble (algunas durante 14 años), según el estudio.

¿CÓMO SÉ SI SANGRO MUCHO?

A veces es complicado saber si se sangra más de la cuenta, pero, en el caso de las mujeres en la perimenopausia, es importante estar atentas porque el riesgo de sufrir un cáncer aumenta con la edad. Es una buena idea acudir al ginecólogo si sangras:

• Cada menos de tres semanas.

• En exceso y te incapacita en tu día a día.

• Entre periodos (aunque solo sea un leve manchado).

• Después de la menopausia (aunque solo sea una gota).

• Después del coito.

NOTA: El sangrado irregular vaginal puede ser normal durante la menopausia, o puede ser un síntoma de embarazo, de enfermedad tiroidea o de otra cosa. Razón de más para consultarlo con tu ginecólogo.

ESTOY EN LA PERIMENOPAUSIA. ¿NECESITO USAR ANTICONCEPTIVOS?

No tires la píldora ni te quites el DIU todavía. Sí, es menos probable que te quedes embarazada después de los 45, pero es posible. Sobre todo si sigues teniendo la regla de vez en cuando y mantienes relaciones sexuales frecuentes. Amiga, si no quieres quedarte embarazada, deberías seguir usando un método anticonceptivo hasta que llegues a la menopausia. No vale con desearlo.

SOFOCOS

Estas achicharrantes bolas de fuego aparecen de forma repentina en la parte superior del torso y se extienden con rapidez por todo el cuerpo. El calor puede durar de dos a cuatro minutos, puede ir acompañado de sudoración abundante y de palpitaciones ocasionales, y a veces va seguido de escalofríos o sensación de ansiedad. Y no creas que son algo aislado. Suceden varias veces al día. Algunas mujeres solo sufren uno o dos, pero otras aseguran sufrir muchos, o sufrirlos todo el día y hasta de noche. Si suceden durante la noche, suelen interrumpir el ciclo del sueño. Pero, oye, ¡algunas mujeres no saben ni lo que son!

Otras causas que pueden prolongar la duración de los sofocos y los sudores nocturnos son que comiencen a una edad temprana, un nivel elevado de estrés, una mayor sensibilidad a los síntomas o tendencias depresivas.

COSAS QUE AVIVAN LAS LLAMAS DE LOS SOFOCOS

- Fumar.

- Un índice de masa corporal elevado. Las mujeres con sobrepeso son más propensas.

- Una actividad física insuficiente o nula.

- El estrés.

- La cafeína.

- Una dieta pobre.

- El consumo de alcohol, sobre todo de vino tinto.

- El consumo de glutamato monosódico.

- Las comidas abundantes.

PARA QUE LO SEPAS. Si has llegado a los 40 y ya no tienes la regla o si tienes preguntas sobre los síntomas de la menopausia, habla con tu médico. A lo mejor necesitas más pruebas para descartar otros problemas, incluyendo un embarazo.

APUNTE. En Occidente, el porcentaje de mujeres que sufre sofocos está entre el 75 y el 85 %. Las mujeres de raza negra afirman sufrirlos durante más años (una media de 10,1) y las chinas y japonesas son las que menos los sufren (4,8 y 5,4 años respectivamente). Las blancas los padecen durante una media de 6,5 años, y las hispanas, de 8,9 años..

POR LA NOCHE ES COMO SI TUVIERA FIEBRE Y ACABO EMPAPANDO LAS SÁBANAS. ¿QUÉ ME ESTÁ PASANDO?

Cuando los sofocos aparecen durante el sueño, se llaman sudores nocturnos. Esos preciosos momentos pueden hacerte sudar y despertarte porque o bien tienes calor o bien tienes frío (cuando el sudor se evapora). Te puede pasar una o varias veces durante la noche. Y la verdad, un buen descanso nocturno, que tú no consigues, es crucial para tu bienestar físico y mental. Si desarrollas otros síntomas, como fatiga, irritabilidad, problemas para concentrarte o cambios de humor, culpa a la falta de sueño. Puede ser una pesadilla.

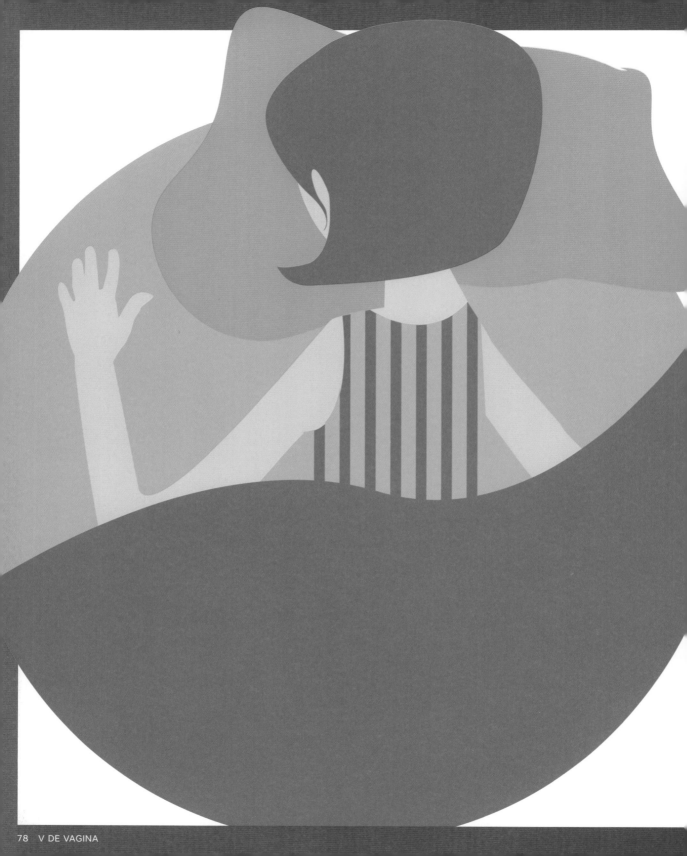

TRUCOS SENCILLOS Y FRESCOS PARA ACABAR CON LOS SOFOCOS

- Vístete con capas de ropa que puedas quitarte cuando sientas un sofoco. Nada de lana ni prendas sintéticas, y ojo con la seda. Evita los cuellos vueltos. Las camisas son lo mejor.

- Ten agua fría a mano y no tomes bebidas calientes. Prescinde del alcohol. Bebe refrescos sin cafeína o agua con gas.

- Reduce o elimina la cafeína.

- ¡Nada de jalapeños! Ni de cayena, guindillas, wasabi o mostaza. Las comidas picantes pueden provocar sofocos.

- Haz comidas más ligeras y frecuentes.

- Baja el termostato.

- Para dormir ponte prendas de algodón que sean holgadas, o acuéstate en pelotas.

- Usa sábanas de algodón, no sintéticas.

- Si tu pareja y tú tenéis el termostato cambiado, compra una cama más grande.

- Date una ducha fría antes de acostarte.

- Levántate y mete la cabeza en el congelador. ¡Hazme caso!

¡UF, LO TENGO SUPERSECO!

Bueno, por desgracia es uno de los efectos de la menopausia. A medida que bajan los niveles de estrógenos, el tejido de la vagina y la uretra puede acabar siendo fino, delicado, rígido y seco. Pero puedes:

MOJARTE SIN HORMONAS

Ojo: estas sugerencias tardan unas semanas en hacer efecto. ¡Paciencia!

- Bebe más agua.

- Evita productos de higiene agresivos o con fragancias fuertes.

- Come soja y otros alimentos que contengan fitoestrógenos.

- Prueba a usar lubricantes de venta sin receta, como los de Durex o Vaginesil.

¡CELÉBRALO! El 18 de octubre se celebra el Día Mundial de la Menopausia.

¡NO ME DIGAS QUE HAY MÁS!

- **EQUILIBRIO.** Si te sientes mal durante la menopausia seguro que es por la falta de estrógenos.

- **CAMBIOS EN LA PIEL.** La falta de estrógenos reduce el colágeno de la piel y de los huesos, y acelera el proceso de envejecimiento.

- **DOLORES ARTICULARES.** Algunas mujeres sufren dolores articulares durante la transición a la menopausia y en la posmenopausia.

- **MIGRAÑAS MENSTRUALES.** Estas migrañas aparecen en torno al momento de la menstruación. Muchas mujeres esperan que desaparezcan con la menopausia, pero qué va. Pueden empeorar durante la perimenopausia.

- **DOLOR DE SENOS.** La sensibilidad y el dolor en los senos son frecuentes durante la menopausia, pero tienden a desaparecer en la posmenopausia.

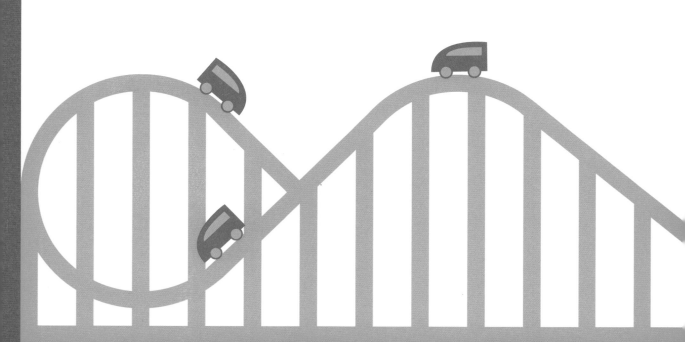

ANTES ME ENCANTABA EL SEXO, AHORA NI ME ACUERDO. ¿QUÉ ME PASA?

Seguramente nada. La sequedad vaginal puede hacer que las relaciones sexuales sean dolorosas. Y el temor a dicho dolor puede disminuir la libido. ¡Buenas noticias! Algunas mujeres aseguran haber recuperado la libido en la posmenopausia, aun sin un tratamiento hormonal sustitutivo. ¿Por qué? ¡Porque no hay temor de embarazo ni problemas con esos días del mes!

¿Hacemos la lista de lo que también puede estar pasando?

- Las fluctuaciones hormonales, incluyendo la disminución de la testosterona, afectan a la libido.

- Problemas de pareja.

- Aburrimiento sexual.

- Fatiga y agotamiento.

- Aturdimiento por problemas médicos o por la medicación.

- Estrés diario y bajón emocional.

- Baja autoestima física y sexual, sobre todo si no te sientes como una top model. ¿A quién no le pasa?

Pero ¿sabes qué? En la perimenopausia, también se puede producir un subidón de libido debido a las fluctuaciones hormonales.

¿A QUÉ VIENEN ESTOS CAMBIOS DE HUMOR?

Algunas mujeres en esta etapa tienen problemas anímicos como tristeza, dificultad para concentrarse o apatía, y o bien duermen demasiado o bien tienen problemas para dormir. Intenta tomar el sol (¡no te olvides de la protección!), evita el alcohol, haz ejercicio y habla con tus amigas o con un profesional. Si es más que un bajón emocional, díselo a tu médico.

¿Y LA TERAPIA HORMONAL SUSTITUTIVA (THS)?

Esta terapia incluye estrógeno y progestina para aliviar algunos de los síntomas de la menopausia, desde los sofocos hasta la prevención de la osteoporosis. Si bien la THS puede mejorar mucho la calidad de vida de algunas mujeres, otras no necesitan tratamiento porque no presentan síntomas.

Pese a todos sus beneficios, seguramente también estés al tanto de la controversia que la rodea. Tal como sucede con todos los medicamentos, la THS conlleva riesgos que cada día se conocen mejor, de manera que en la actualidad se receta menos y muchas mujeres la están abandonando. Dicho lo cual, infórmate primero y después discute tu caso con tu ginecólogo. El péndulo ha oscilado de nuevo y ahora la THS se recomienda para aquellas mujeres que ven empeorada su calidad de vida en la menopausia. La regla empírica es que la THS es un tratamiento razonable en su dosis mínima y usado durante el menor tiempo posible, dependiendo de la severidad de los síntomas y de otras circunstancias individuales.

CUIDADO. No deberías tomar la terapia hormonal sustitutiva si has padecido de trombosis, cáncer de mama o una enfermedad coronaria. Además, si eres asintomática, no necesitas tomar hormonas.

ENTONCES ¿QUÉ BENEFICIOS TIENE LA TERAPIA HORMONAL SUSTITUTIVA?

Normalmente se utiliza para paliar los horrorosos síntomas de la menopausia de los que hemos hablado. Las mujeres que optan por la terapia hormonal toman una mezcla de estrógeno y progestina. Además de aliviar la sintomatología, protege contra la osteoporosis, el cáncer colorrectal y la atrofia vaginal (que son todos los cambios que se producen en la vagina durante la menopausia, como sequedad, ardor, picor, decoloración, atrofia del tejido, pérdida de elasticidad, micción frecuente o dolorosa y relaciones sexuales dolorosas entre otros).

¿HAY ALGÚN MODO DE REDUCIR LOS RIESGOS DE LA THS?

- Reduce la cantidad de medicación que tomas. Usa la dosis mínima efectiva durante el menor periodo de tiempo posible para la desaparición de los síntomas.

- Utiliza el método que mejor te siente: píldora, parche, óvulo, gel vaginal o anillo.

- Si estás tomando estrógeno y no te han practicado una histerectomía, toma también progestina para protegerte de un cáncer de útero.

¿HAY ALGUNA ALTERNATIVA A LA THS QUE ALIVIE LOS SÍNTOMAS DE LA MENOPAUSIA?

- Los ISRS como la paroxetina, el escitalopram o la fluoxetina.

- Los ansiolíticos como el diazepam pueden reducir la ansiedad y ayudar a conciliar el sueño. Ojo: estos medicamentos crean adicción. Tómalos con precaución.

- La clonidina es un antihipertensivo que puede aliviar los sofocos.

- La progestina puede ayudar a reducir los sofocos. Además, las hormonas bioidénticas pueden provocarte somnolencia. Si te las tomas antes de acostarte, matarás dos pájaros de un tiro: menos sofocos y más sueño. Ojo: cuidado con estas hormonas si eres alérgica al cacahuete.

¡Tengo brío posmenopáusico!

MARGARET MEAD

MI AMIGA ESTÁ TOMANDO ALGO LLAMADO «TERAPIA CON HORMONAS BIOIDÉNTICAS». ¿DE VERDAD FUNCIONA?

Las hormonas bioidénticas tienen una estructura química similar a la de las hormonas que el cuerpo humano produce de forma natural. Afirman que los resultados son iguales que los de la THS y a veces estas hormonas se consideran una alternativa más «natural». El tratamiento consiste en una formulación preparada específicamente para ti en una farmacia especializada o en una presentación comercial en forma de parche, píldora, gel, tabletas sublinguales o incluso óvulos.

Mi gozo en un pozo: no hay evidencia que demuestre que esta terapia sea más segura o más efectiva que la THS tradicional.

APUNTE. Según la North American Menopause Society, más del 30 % de las mujeres afirman usar remedios naturales y suplementos como aceite de onagra, cohosh negro o trébol rojo.

¿Y QUÉ PASA CON LOS FITOESTRÓGENOS?

Una palabra muy larga para lo poco que hacen. Los estrógenos derivados de las plantas se llaman «fitoestrógenos». Se comercializan como una alternativa más segura a las hormonas para aquellas mujeres con síntomas menopáusicos. La efectividad de estos productos, que contienen trébol rojo, cohosh negro o aceite de onagra, es cuestionable, aunque algunas mujeres aseguran que ayudan. Las mujeres que padecen cáncer de mama deben evitar los suplementos de fitoestrógenos. Puesto que estos se encuentran en muchos alimentos saludables, como la soja, el tofu, los garbanzos, las lentejas, las semillas de lino, los cereales, las frutas y las hortalizas, recomiendo incorporar todos estos alimentos a la dieta en vez de tomar suplementos procesados.

DE INCIDENCIAS DURANTE EL SEXO

Todos los marrones que te pueden pasar y qué hacer con ellos

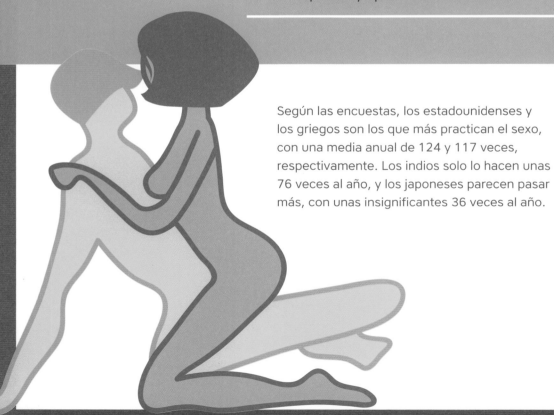

Según las encuestas, los estadounidenses y los griegos son los que más practican el sexo, con una media anual de 124 y 117 veces, respectivamente. Los indios solo lo hacen unas 76 veces al año, y los japoneses parecen pasar más, con unas insignificantes 36 veces al año.

Cada día se mantienen unos 100 millones de relaciones sexuales en el mundo.

¿Y CUÁNTAS DE ESAS RELACIONES SON LA LECHE?

Aunque el sexo puede ser una de las actividades más placenteras y tiernas que puedes realizar, eso no quiere decir que siempre salga bien. Cuando es genial, lo es. Sin embargo, hay unas cuantas razones que impiden que tengas todos los orgasmos que te gustaría tener. Por suerte la mayoría de estos marrones se pueden tratar sin problemas. Voy al grano: si ya no te gusta mantener relaciones sexuales o nunca te ha parecido nada del otro mundo, sigue leyendo para saber qué te pasa... o descubrir que no eres la única.

SEQUEDAD VAGINAL

Puede aparecer a cualquier edad, aunque es más habitual tras la menopausia. Algunas causas que la provocan son:

- Niveles de estrógenos bajos

- Deseo inhibido

- Preliminares insuficientes

- Medicamentos como antihistamínicos, antidepresivos o antihipertensivos

- Enfermedades como la diabetes o problemas coronarios o de tiroides.

LA BUENA NOTICIA: ¡LA SEQUEDAD SE CONTROLA!

Consejos para que te lubriques:
- Amplía los preliminares para darle tiempo a la lubricación natural.

- Retrasa la penetración hasta que ya no puedas aguantar más.

- Prueba hidratantes y lubricantes genéricos. La mayoría de los hidratantes diarios no contienen hormonas. Lubricantes populares para las relaciones sexuales: Control, Durex o KY Jelly. Sigue las instrucciones.

- Prueba con lubricantes naturales como el aceite de coco.

- Evita las cremas perfumadas o de manos, que pueden irritarte la vagina.

- Habla con tu ginecólogo de estrógenos vaginales; se compran con receta y les funcionan bien a algunas mujeres, aunque no a todas. Los estrógenos vaginales se presentan en cremas, anillos y comprimidos. Por ejemplo, Vagifem es un óvulo que se introduce en la vagina dos veces por semana. También está Estring, un anillo vaginal flexible que se lleva durante tres meses. En ambos la absorción de estrógenos es mínima, y por tanto hay poco riesgo de cáncer de mama o de trombosis. De hecho, los estrógenos vaginales de baja absorción acaban de recibir el visto bueno como solución para las mujeres que sufren dolor durante el coito por sequedad y tienen historial de cáncer de mama si falla la opción sin hormonas. Pero hay que tener en cuenta que todos los casos son distintos.

Recuerda: ¡úsala o dile adiós! La actividad sexual, masturbación incluida, ayuda a mantener la elasticidad del tejido vaginal y a prevenir el estrechamiento y las molestias.

> *Ninguna mujer necesita el coito, pero pocas se libran.*
>
> ANDREA DWORKIN, feminista

ALERGIA AL SEMEN

En ocasiones las mujeres se quejan de picor, escozor, hinchazón y rojez, y, aunque rara vez, de problemas al respirar, sarpullidos y erupción cutánea que duran alrededor de una hora después del coito. Al hacer una revisión no hay síntomas de infección, de problemas cutáneos ni de reacción a un producto concreto. En estos casos tan raros, las pacientes me preguntan: «¿Soy alérgica a mi pareja?». En pocas palabras: sí... y cada vez se quejan más mujeres de menos de 40 y que tienen un historial de reacciones alérgicas graves. ¡Menudo obstáculo! Dado que los síntomas no se dan si se usa condón, esta es una forma de evitarlos. Otra, para casos graves, es la medicación. Puedes tomarte una dosis de antihistamínicos antes. ¿La pega? Igual te quedas dormida en plena faena. Así que mejor habla con tu médico.

VAGINISMO

Conocido también como dolor genito-pélvico o disfunción en la penetración, es la contracción de los músculos de la abertura de la vagina. Esta contracción involuntaria puede hacer que la penetración vaginal sea dolorosa, difícil o casi imposible. De hecho, el vaginismo puede dificultarte la tarea de ponerte un tampón o hacerte una citología. Es posible conseguir que tus partes femeninas se abran con un dilatador vaginal, cuyo tamaño irá aumentando, con fisioterapia y con ejercicios de relajación, y también con Valium intravaginal.

VULVODINIA

Dolor, escozor, irritación o molestias sin causas que se experimenta en la vulva durante el coito, ya sea por estimulación táctil o incluso sin motivo evidente. Tu ginecólogo te diagnosticará en función de tu historial y mediante una revisión después de eliminar a los sospechosos habituales. El tratamiento es individualizado. Puede consistir en la aplicación de anestesia tópica diez minutos antes del coito (¡no te olvides de limpiar el exceso para que el pene de tu pareja no se duerma!), higiene exhaustiva, lubricantes hipoalergénicos, fisioterapia, inyecciones de bótox, antidepresivos, analgésicos, bloqueadores nerviosos y, cómo no, apoyo emocional y terapia. Además, aplicar frío en la zona después del coito calma mucho.

DA IGUAL COMO LO DIGAS: follar, joder, reproducirte, copular, echar un polvo, zumbar, frungir, echar un kiki, mojar el churro, darse un revolcón...

DOLOR INTERNO

A veces el dolor interno durante el coito es debido a tu anatomía y puede evitarse al cambiar de postura. Por ejemplo, si tienes el útero desviado, la postura del misionero quizá te sea incómoda; te sentirás mucho mejor si estás encima. Sin embargo, este dolor puede indicar otra dolencia, por lo que es vital que hables con tu ginecólogo. Podría tratarse de lo siguiente:

ENFERMEDAD INFLAMATORIA PÉLVICA (EIP). Es una infección del útero, de las trompas de Falopio y de la estructura pélvica que puede provocar cicatrices y dolor pélvico crónico, también durante el coito. Se trata con antibióticos y a veces con cirugía.

QUISTES OVÁRICOS. Se diagnostican con el historial médico, una revisión y una ecografía. El tratamiento consiste en vigilancia y control (ver qué pasa), medicación, píldoras anticonceptivas (que pueden eliminar quistes ováricos) o cirugía para extirparlos.

MIOMAS. Son crecimientos benignos de tejido en el útero muy comunes. Pueden provocar molestias durante el coito. En muchos casos son pequeños y no dan problemas. A menudo las mujeres retrasan el tratamiento porque los miomas desaparecen con la menopausia.

LAS MUJERES CON DEFORMACIONES CONGÉNITAS, que hayan tenido traumas o les hayan practicado la circuncisión femenina pueden beneficiarse de la cirugía para mejorar la función sexual de la vagina. El abuso sexual se asocia al dolor pélvico crónico y a disfunciones sexuales. Si es tu caso, busca ayuda y terapia. Es muy posible que te presten un gran apoyo.

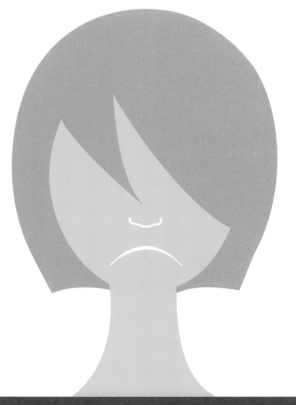

Sin embargo, en algunos casos los miomas provocan síntomas incontrolables, como hemorragias. Cuando sucede esto, las opciones son la extirpación quirúrgica con una miomectomía (se extirpa solo el mioma) o una histerectomía (se extirpa el útero con miomas) o la embolización, una intervención invasiva para disminuir el flujo sanguíneo hacia el útero que reduce los miomas.

ENDOMETRIOSIS. Una enfermedad por la que las células que envuelven el útero se trasladan a los ovarios, trompas de Falopio y al suelo pélvico. Este tejido sangra cuando se producen los cambios hormonales y puede provocar cicatrices y dolor. Se diagnostica por historial familiar (suele ser congénito), revisión y a veces una laparoscopia.

PROLAPSO. Cuando el endometrio, el útero, la vagina, la vejiga o el recto se hincha o se descuelga y asoma por la vagina. Puede provocarlo el parto, el sobrepeso o la predisposición genética. Aunque los ejercicios

de Kegel ayudan en los casos muy leves, tal vez sea necesaria la cirugía en casos graves. Un tratamiento habitual para el prolapso consiste en introducir un pesario, una especie de tampón de goma que ayuda a mantener dentro los órganos. Por desgracia, esto descarta el sexo por completo. Este dispositivo vaginal, una especie de Fitbit para el suelo pélvico, actúa de entrenador personal para esa zona. Incluso los hay con Bluetooth y una app en el móvil para darte información y ver tus progresos.

LA HISTERECTOMÍA Y LAS RELACIONES SEXUALES

Una histerectomía, la extirpación quirúrgica del útero, no suele afectar a la sexualidad después de la recuperación. Pero hay una pega: si también te extirpan los ovarios, te quedarás sin estrógenos y llegará la sequedad. Hay cirujanos y pacientes que creen que conservar el cérvix en la histerectomía puede mantener la calidad de las relaciones sexuales y del suelo pélvico.

Aquí viene el lío: el motivo de la histerectomía puede afectar a la vida sexual más que la operación en sí. Es personal. Las mujeres que se someten a ella por un cáncer pueden sufrir depresión y fatiga, y se enfrentan a otros tratamientos. Para otras es un motivo de felicidad y alivio recibir tratamiento para las hemorragias o los miomas grandes, por ejemplo, hasta tal punto que la histerectomía es una liberación y mejora su vida sexual.

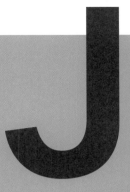

J

DE JE, NO ES VERDAD

Fuera los bulos, las falacias
y las leyendas urbanas que
nos confunden a todas

Bla, bla, bla. A las mujeres nos gusta hablar.
Compartimos secretos íntimos y ofrecemos
consejo sobre lo que sabemos… y sobre lo que no.
Por eso nos mantenemos unidas y firmes y somos
tan estupendas. Pero a veces las cosas se
tergiversan, y una anécdota personal
se convierte en una verdad absoluta cuando
en realidad solo es la historia de una mujer.
O admitimos que algo es una verdad verdadera
cuando en realidad el episodio solo tiene parte
de verdad; es decir, que hay algo cierto en él, pero
que lo demás es un poco sospechoso. O repetimos
los cuentos de viejas que nos explicaron nuestras
madres. Que no me meto con ellas. Me refiero
a que es como el juego del teléfono roto: la
información se distorsiona cuanto más se repite.

> *La desinformación engaña. Los malentendidos confunden.*
>
> TOBA BETA, *Master of Stupidity*

En este capítulo vamos a ponerle fin a la desinformación. Vamos a ahondar en los bulos más comunes que salen a relucir una y otra vez en la consulta de la doctora Dweck.

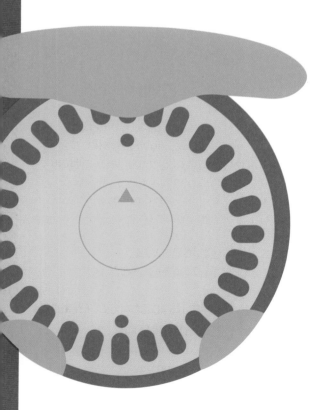

MENTIRAS SOBRE LAS PÍLDORAS ANTICONCEPTIVAS

DEBES DESCANSAR AL MENOS UNA VEZ AL AÑO.

Ni de coña. Muchas mujeres pueden tomar tranquilamente la píldora hasta la menopausia sin hacer descansos.

TOMAR LA PÍLDORA PUEDE DIFICULTARTE EL QUEDARTE EMBARAZADA EN EL FUTURO.

Tranquila. La píldora no afectará a tu fertilidad ni te impedirá quedarte embarazada en el futuro. Un par de advertencias: si tomabas la píldora para regular los ciclos, puedes volver a sufrir dichas irregularidades cuando dejes de tomarla. Por ese motivo quizá tengas problemas para concebir, porque ya tenías un problema de ovulación. Además, si tienes más de 35 cuando dejas la píldora, es posible que seas menos fértil a causa de la edad. ¡Los óvulos tienen fecha de caducidad!

TIENES QUE ESPERAR TRES MESES DESDE QUE DEJAS LA PÍLDORA PARA QUEDARTE EMBARAZADA.

Qué va. Si quieres quedarte embarazada, no tienes por qué esperar. El único motivo por el que se recomienda esperar tres meses puede deberse al hecho de que tu ciclo menstrual tenga que regularse, de manera que sea más sencillo calcular el momento de la concepción. Lo cierto es que no pasa nada si te pones manos a la obra directamente.

NO ES SEGURO TOMAR LA PÍLDORA PARA ALTERAR TU CICLO MENSTRUAL.

Es seguro y los médicos han aconsejado este método durante años. Por ejemplo, si no quieres estar con la regla el día de tu boda, en tu luna de miel, en tus vacaciones o durante una competición deportiva, puedes saltarte los días sin píldora y empezar un nuevo ciclo seguido del anterior. Eso evitará que te baje la regla ese mes, pero ten en cuenta que tal vez sufras alguna hemorragia entre periodos si alteras el uso de la píldora de esa manera. Es posible hacer algo similar con otros métodos anticonceptivos hormonales, como el parche o el anillo. Consúltalo con tu médico si no lo ves claro.

LA PÍLDORA SIEMPRE PROVOCA UN AUMENTO DE PESO ENORME.

Este es un ejemplo de una verdad a medias. Algunas mujeres sufren un aumento de peso, pero muchas otras no. Si eres una de las que engorda, seguramente se deba a la retención de líquidos, y no subirás más de un kilo. La leyenda urbana del aumento de peso puede deberse al hecho de que muchas chicas empiezan a tomar la píldora en la adolescencia o cuando van a la universidad, momentos en los que las mujeres sanas suben de peso de todas formas. Así que en este caso los kilos de más son una coincidencia. Otras mujeres, sin embargo, afirman que la píldora les abre el apetito y que, si no se controlan, acaban comiéndose una bolsa de patatas fritas todas las noches. Si este es tu caso, dile a tu ginecólogo que te cambie la píldora.

MENTIRAS SOBRE SEXO, CONCEPCIÓN Y ENFERMEDADES DE TRANSMISIÓN SEXUAL

NO TE QUEDARÁS EMBARAZA SI HACÉIS LA MARCHA ATRÁS.

No te arriesgues. Puede haber espermatozoides en el líquido preseminal que los hombres segregan antes de la eyaculación.

LOS LUBRICANTES TE AYUDAN A QUEDARTE EMBARAZADA.

Esto es totalmente falso. De hecho, algunos lubricantes pueden evitar que te quedes embarazada. Si sufres de sequedad vaginal y estás intentando concebir, sé creativa. Elige un lubricante que no afecte al esperma.

LOS CONDONES EVITAN TODAS LAS ENFERMEDADES DE TRANSMISIÓN SEXUAL.

Aunque es menos probable que te contagies de una ETS si usáis condón, sigues siendo vulnerable a la transmisión. El virus del papiloma humano y el herpes en particular se pueden contagiar por contacto directo con aquellas zonas no cubiertas por el condón.

¡NO SEAS TONTA, VULCANIZA LA HERRAMIENTA!

SOLO LAS MUJERES PROMISCUAS ACABAN CONTRAYENDO UNA ENFERMEDAD DE TRANSMISIÓN SEXUAL.

En serio, solo hace falta que lo hagas una vez sin protección con alguien que haya estado expuesto a una ETS con otra persona. Recuerda: algunas ETS se transmiten por vía oral, practicando el sexo anal y por contacto con la piel.

CUATRO LEYENDAS URBANAS MÁS PARA ECHARSE A LLORAR

1. La vacuna del VPH te contagia con el virus... Es todo lo contrario. Esta vacuna protege de nueve cepas de este virus que causa cáncer cervical, orofaríngeo y anal.
2. Los condones son reutilizables... Más bien no deberías ahorrar en ellos. Y deberíais usar uno nuevo si alternáis entre sexo vaginal y anal.
3. La píldora solo es para jovencitas... Muchas mujeres en la perimenopausia son candidatas estupendas a tomar la píldora para evitar ciertos problemas o para apartarlas del tabaquismo (el tabaco aumenta los riesgos de la píldora). Habla con el médico.
4. No puedes contraer herpes si practicas sexo oral... No hay dudas de que la transmisión es posible.

EN UNA RELACIÓN MONÓGAMA, UN DIAGNÓSTICO DE VPH DELATA UNA INFIDELIDAD.

¡No pidas el divorcio! Un diagnóstico de VPH puede ser el resultado de una infección previa pero no diagnosticada que puede llevar presente años e incluso décadas.

EL COITO DURANTE EL EMBARAZO ES PELIGROSO PARA EL FETO.

El coito es seguro durante el embarazo, a menos que tu médico te lo haya desaconsejado. El bebé está bien protegido dentro del útero y rodeado de líquido amniótico.

LA PÍLDORA DEL DÍA DESPUÉS ES ABORTIVA.

De hecho, este método anticonceptivo de emergencia previene el embarazo impidiendo la fecundación del óvulo y la implantación. No induce el aborto.

SI ERES VIRGEN, TIENES HIMEN.

Sí, a algunas mujeres se les rompe el himen cuando lo hacen por primera vez, pero otras muchas se lo rompen montando en bici o a caballo, o practicando alguna otra actividad vigorosa. Y estas mujeres tampoco sangran de forma exagerada.

EL ORGASMO SIMULTÁNEO ES VITAL PARA TENER UNA GRAN VIDA SEXUAL.

Qué va. Las mujeres son capaces de ver estrellas, oír ángeles cantar y subir al cielo mientras tienen orgasmo tras orgasmo y sus parejas disfrutan provocándoselos. O pueden disfrutar del sexo al máximo sin experimentar un orgasmo. Una cosa es cierta: la sincronía no influye en absoluto.

P: ¿La píldora anticonceptiva se puede desgravar?
R: Solo si falla.

> *La inestimable galaxia de desinformación llamada «mente».*
>
> DJUNA BARNES

MENTIRAS SOBRE LA REGLA

NO DEBERÍAS HACER EJERCICIO NI REALIZAR ACTIVIDADES EXTENUANTES MIENTRAS TENGAS EL PERIODO.

Hazlo y punto. No pasa nada si haces ejercicio mientras estás con la regla. Además, puede que te ayude a aliviar los dolores menstruales.

¡SE TE NOTA LA COMPRESA!

Es una mentira que nos decimos, porque a veces nos obsesionamos cuando llevamos compresa. Aunque te parezca voluminosa, en realidad nadie la ve.

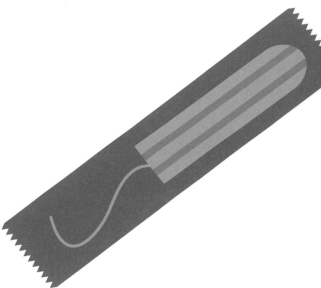

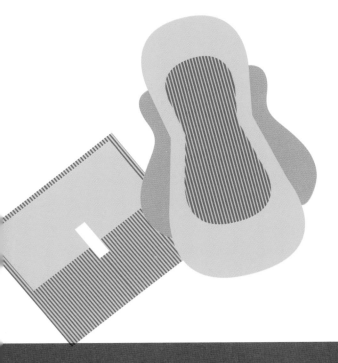

SI LLEVAS DIU, NO PUEDES USAR TAMPONES.

Algunas mujeres temen que al tirar del hilo del tampón salga también el DIU. Pero esto no ocurrirá. El DIU no interfiere con el tampón.

NO PUEDES TENER EL PERIODO Y UNA INFECCIÓN VAGINAL (POR HONGOS O POR BACTERIAS) AL MISMO TIEMPO.

Puede suceder a la vez y, de hecho, en ocasiones los cambios hormonales que se producen antes de que baje la regla provocan una infección por hongos a algunas mujeres. Dichas infecciones pueden curarse solas después del periodo, debido a los cambios en el pH vaginal.

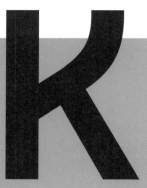

K

DE KO

Actividades que provocan infecciones,
aficiones problemáticas y cómo
recuperarse de traumas en tus partes

Se supone que el ejercicio no es malo, ¿verdad?
¡Verdad! Le dedicas mucho tiempo al ejercicio
físico porque en principio le va genial a tu
cuerpo, a tu autoestima y a tu cordura. Y resulta,
mira tú por dónde, que noquea tus preciosas
partes femeninas y te provoca infecciones o
heridas. Pero ¡no debe ser así! Cada ejercicio
tiene su truco para que tus delicadas partes
femeninas se beneficien de él.

¡TANTO CORRER ME HACE POLVO!

Me refiero a rozaduras graves. Es un problema para las corredoras, sobre todo cuando hace calor o corren distancias largas. El sudor y el roce de piel con piel puede provocar escozor, dolor y quemaduras. Es más habitual en las ingles, en la cara interna de los muslos... y en los pezones. (Sí, los pezones no tienen que ver con la vagina, pero es horroroso y muy común, por eso lo menciono.) La ropa ajustada y transpirable o la de algodón puede evitar este roce. Antes de correr, prueba a ponerte un gel como Labocane, vaselina, fécula de maíz o Lansinoh. Usar cualquiera de estos productos en la parte exterior de la vulva, la entrepierna y los muslos (nunca en la vagina) puede evitar rozaduras.

REGLA GENERAL. Hidrátate bien y quítate la ropa sudada o el bañador mojado lo antes posible para prevenir infecciones vulvares y vaginales e irritación.

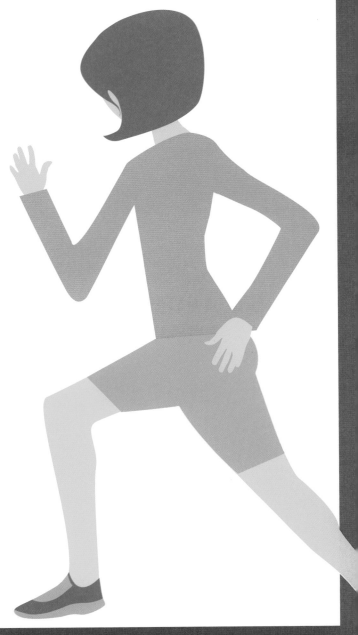

INCREÍBLE PERO CIERTO.
¡Cambiar una bombilla puede dañar tus partes femeninas! Una paciente se subió a una silla para cambiar una bombilla, se cayó ¡y se golpeó la vagina con el respaldo!

ME ESTOY ENTRENANDO PARA UNA COMPETICIÓN DE FONDO EN BICICLETA Y ME DUELE MUCHO LA VAGINA. NO SOLO ME DUELE, ¡ME HAN SALIDO AMPOLLAS!

Menuda irritación, molestias y, a veces, heridas (grietas en la piel o ampollas) pueden salirle a tu pobre vagina con la bicicleta. No es raro que se conozcan como «heridas de sillín». Amiga, pueden ser peor que un grano en el culo... bueno, en la vagina. La prevención es vital: los pantalones ciclistas acolchados son imprescindibles ya montes en bici o hagas *spinning*. Ponle una funda de gel al sillín para darle un acolchado extra. Un sillín anatómico o uno muy acolchado puede ayudarte a prevenir las heridas. Prueba a ponerte crema antirrozaduras en las zonas de más fricción o en los pantalones para limitar el roce y las heridas de sillín. Ayuda mucho si el trayecto es largo.

CREO QUE LA NATACIÓN ME HA PROVOCADO UNA INFECCIÓN POR HONGOS.

Seguro que te quedas con el bañador mojado un buen rato, tal vez mientras te tomas una piña colada junto a la piscina, ¿no? En fin, mientras tú te lo pasas en grande, se puede estar gestando una infección o irritación vulvar o vaginal. ¡Quítate el bañador mojado y ponte algo seco y bonito antes de darle a la lengua! Ah, y ya que hablamos de natación, no te preocupes por nadar mientras menstrúas. Nadar con un tampón no provoca problemas. Y olvídate de los cuentos de viejas: es muy improbable que la sangre menstrual atraiga a los tiburones mientras nadas o haces submarinismo. La sangre se queda en el cuerpo, ¡como le pasa a todo el mundo!

¡AYYY! ¡ME LA HE APLASTADO!

Te gusta el tema, ¿verdad? Las heridas posturales en la vagina pueden deberse a montar en bici o a caballo, tirarse en tirolina, hacer *spinning*, golpeársela, usar con demasiada intensidad juguetes sexuales o el sexo consensuado más violento de la cuenta. Se pueden producir hematomas, heridas y laceraciones de consideración (o cosas peores). Casi todas estas lesiones, si no son graves, se tratan con mucho cariño, incluidas las compresas frías durante 2 horas, compresión, descanso y baños de asiento templados (véase la página 38). Si te has destrozado tus partes, igual necesitas una revisión exhaustiva con anestesia, puntos o una reparación quirúrgica más extensa. A ver, las lesiones vulvares y vaginales leves son alarmantes porque sangran mucho. Y los hematomas vulvares dan miedo porque algunos tienen el tamaño de una uva. Pero tranquila. Te lo creas o no, muchos se van solos. Es poco frecuente que el médico tenga que drenar el hematoma quirúrgicamente, pero incluso eso sale bien.

UN ÚLTIMO APUNTE SOBRE LA ROPA DEPORTIVA MOJADA. Los bañadores y la la ropa deportiva (para yoga, pilates...) mojados (o húmedos) aumentan la aparición de hongos vaginales y las infecciones bacterianas (VB). A estos bichos les encantan los sitios húmedos y oscuros. Si tienes tendencia a padecerlos, no dudes. Ponte ropa seca al instante.

MÁS CONSEJOS PARA LA PRÁCTICA FELIZ

- Usa un sillín más amplio.

- No inclines el sillín hacia arriba, eso aumenta la presión sobre la vulva.

- Coloca el sillín a la altura adecuada para no extender las piernas por completo al pedalear.

- Levanta el manillar y siéntate más derecha.

- Cambia de posición en el sillín y haz paradas en los trayectos largos.

- Si sientes escozor o entumecimiento, bájate de la bici.

- Pásate a las bicis reclinadas.

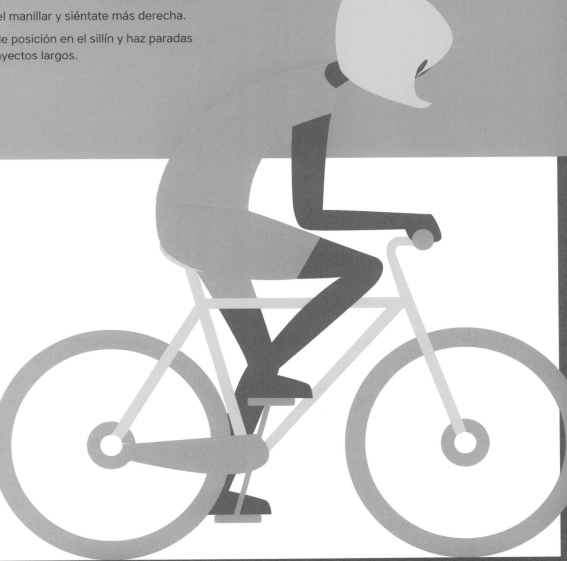

L

DE LABIOPLASTIA

Vaginoplastia y otras intervenciones
quirúrgicas V... anidosas

Existe un nuevo mundo de vaginas de diseño.
La última tendencia en cirugía plástica. La gente
se ha estado quitando, poniendo y succionando
muchas partes del cuerpo y ahora algunas
mujeres han trasladado su búsqueda de la
perfección a los genitales. Son cirugías optativas
que prometen una vida sexual mejor o unas
partes íntimas más agradables, y cuya
popularidad aumenta cada día. Pero ni la
comunidad médica ni los sabelotodos culturales
se ponen de acuerdo sobre si son beneficiosas
u obsesiones exageradas. Tú decides.

¡SOCORRO, ODIO MI VULVA! ES GORDA. ¿PUEDO PONERLA A DIETA?

Lo siento. Eliminar los fritos y las chuches de tu dieta no logrará nada. Pero no eres la única que cree tener una vulva rolliza. Muchas mujeres vienen a mi consulta preocupadas porque tienen los labios vaginales arrugados o prominentes, descolgados o disparejos. Da igual que sea una opinión subjetiva o que sea cierto. Lo primordial es demostrar compasión y empatía.

PARA QUE LO SEPAS. En Nueva York existe una organización feminista formada por sociólogos y sanitarios que se oponen a la labioplastia. Afirman que este tipo de práctica está convirtiendo la sexualidad de las mujeres en un problema médico, y que por tanto pone en riesgo la salud femenina por el ánimo de lucro.

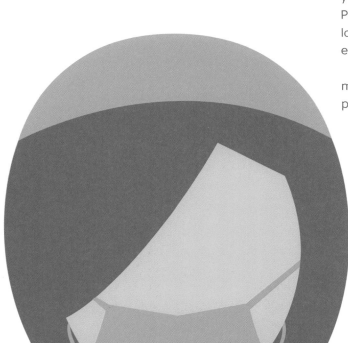

La vulva puede tener distintas formas y tamaños, y en realidad no hay un estándar. Pero, si quieres datos técnicos, debes saber que los labios menores miden entre 3 y 4 cm si se estiran.

El problema no solo es el aspecto. Las mujeres con los labios vaginales prominentes pueden sufrir de irritación crónica, infecciones, mala higiene y dolor durante el coito o la práctica deportiva. ¡Es cierto! Muchas chicas vienen a mi consulta diciéndome que les arregle «la pezuña de camello». Además, también genera estrés emocional y psicológico. Algunas no se sienten lo bastante «hermosas ahí abajo», algo que resulta muy doloroso en el caso de adolescentes vulnerables. A veces aconsejar y ofrecer pautas sobre higiene íntima y opciones de vestuario ayuda a superar la ansiedad y la insatisfacción. Pero el número de mujeres que se somete a una operación va en aumento.

LABIOPLASTIA

La mayoría de las quejas de las mujeres están relacionadas con los labios menores, y esta operación reduce su tamaño o el tamaño de los labios mayores. Es raro que se produzcan complicaciones, pero pueden aparecer infecciones, sangrado, cicatrices, cambios de pigmentación, relaciones sexuales dolorosas o ser un desastre en cuanto a la estética. Aunque es poco común, si los labios mayores son muy «prominentes», se puede hacer una intervención quirúrgica para quitar el tejido graso o una liposucción. En otros casos, si las mujeres se quejan de que tienen un aspecto «arrugado y descolgado» (a causa de la edad, de los partos o de una pérdida sustancial de peso) se puede inyectar colágeno o hacer un implante de grasa de otra parte del cuerpo. Otra opción es el tratamiento con láser para crear colágeno nuevo y, de esa manera, recuperar un aspecto más juvenil. En Estados Unidos este procedimiento no está regulado por las autoridades sanitarias, aunque su popularidad crece cada vez más.

Piénsatelo muy bien si vas a someterte a alguna de las intervenciones mencionadas, y busca un buen ginecólogo y un cirujano plástico fiable y experimentado en estas lides. ¡Que esta sea tu prioridad!

EL BÓTOX HA HECHO MARAVILLAS EN MI FRENTE. ¿SIRVE TAMBIÉN PARA LA VULVA?

Ahora mismo no existe ninguna operación que incluya inyecciones de bótox en la zona genital. Solo se usa para tratar casos extremos de vulvodinia (véase la página 86) y puede resultar efectivo a largo plazo para aliviar otras patologías que cursan con dolor.

MI AMIGA SE HA HECHO UNA VAGINOPLASTIA Y NO PARA DE PRESUMIR. ¿ES PARA TANTO?

Se le llame como se le llame (vaginoplastia, rejuvenecimiento vaginal o «revirginización»), la operación es la misma de siempre. Combinada con una labioplastia, estas intervenciones te prometen una vagina más tensa, más estrecha, más joven y ultrasensible. Una vez que está en ello, el cirujano puede quitarte algún bultito de la vejiga, del recto o de la vagina, te puede reparar el himen y te lo puede remodelar.

Este tipo de operación se recomienda en el caso de aquellas mujeres que sufren del síndrome de relajación vaginal o de un prolapso. Pero hay muchas que solo quieren mejorar su aspecto y su satisfacción personal, así como sus relaciones de pareja. Si vas a someterte a una cirugía por motivos estéticos y para mejorar tu vida sexual, piénsalo bien y busca a un cirujano con experiencia.

> *Mi cuerpo es un instrumento, no un ornamento.*
>
> ALANIS MORISSETTE, en el *Reader's Digest*

DESDE QUE DI A LUZ, ME CUELGA EL PERINEO. ¿PUEDO HACER ALGO?

Sí, hay una operación llamada «perineoplastia» que tensa esa zona. Promete recuperar el aspecto juvenil de la vulva y una abertura vaginal más estrecha para mejorar las relaciones sexuales.

TENGO UN PUBIS ENORME. ¿QUÉ PUEDO HACER?

¿Te refieres al monte de Venus, la zona grasa situada sobre el hueso púbico? Sí, es cierto que puede engordar o parecer más descolgado con la edad o si se aumenta de peso, y algunas mujeres creen que lo tienen demasiado prominente y feo, y que se les nota mucho con el bañador o con ropa deportiva. Existen tratamientos para reducir el tamaño del monte de Venus, como la liposucción o la lipoescultura.

¡MADRE MÍA! UN AUMENTO DEL PUNTO G

¿Quieres aumentar tu satisfacción sexual? Algunas mujeres eligen hacerlo sometiéndose a un aumento de su punto G. Se hace con una inyección de colágeno (la proteína que se encuentra en el tejido conectivo de los animales; la «cola» que ayuda a mantener el cuerpo unido y que le da elasticidad y fuerza a la piel) en la cara anterior de la vagina. Ojo: no hay confirmación científica sobre la seguridad, la eficacia y la satisfacción a largo plazo derivadas de esta práctica. También existe un procedimiento llamado Orgasm Shot u O-Shot, que consiste en inyectarte células plasmáticas autólogas (plasma separado de tu propia sangre y que después te inyectan donde quieras un «nuevo crecimiento», en este caso el clítoris) con la intención de aumentar los orgasmos y mejorar las relaciones sexuales. También deberías tratar tus problemas de satisfacción sexual o de disfunción sexual con tu ginecólogo o terapeuta. Señoras, no tomen esta decisión a la ligera.

ANTES DE NADA: INVESTIGA, DISCUTE Y REFLEXIONA. Hay que pensárselo muy bien antes de someterse a una operación por motivos estéticos o para aumentar el placer, de la misma manera que también hay que saber elegir al ginecólogo o cirujano plástico que vaya a realizar la intervención. ¡No decidas nada sin haber investigado a fondo!

Si los hombres menstruaran... la menstruación sería algo envidiable y muy masculino. Los hombres presumirían de tener reglas largas y abundantes. El Estado asumiría los costes de las compresas, los tampones y demás, que serían gratuitos.

GLORIA STEINEM

¿EXISTEN LOS SPAS PARA REJUVENECER LA VAGINA?

¡Sí! En Estados Unidos cada vez hay más. Los llamados «spas vaginales» prometen convertir tu ya fantástica vagina en un órgano de belleza extraordinaria y con una vitalidad digna de premio. Ofertan ejercicios para fortalecer el tono muscular pélvico, lo que ayuda a controlar la vejiga y a mejorar los orgasmos. En muchos de estos establecimientos te puedes someter a una amplia gama de operaciones cosméticas vaginales y de liposucciones. Te pueden dar un masaje vaginal o enseñarte a hacer ciertos ejercicios de forma individualizada. También está la opción de Gwyneth Paltrow, la ducha de vapor vaginal. Supuestamente, mejora la salud vaginal y de la vulva, alivia los dolores premenstruales y mejora la fertilidad. Se hace en modernos spas o en casa, pero sus efectos son controvertidos como poco. Si se realiza correctamente, puede ser relajante y aumentar el flujo sanguíneo de la zona. Si se hace mal, los efectos no son agradables: irritación, quemaduras, infecciones y demás.

Otro tratamiento que se oferta en estos spas son óvulos con olor a menta para la vagina. Piensa en ellos como si fueran caramelos Halls de menta para tus partes femeninas.

QUEJAS COMUNES DE MUJERES CON LABIOS PROMINENTES

- Detesto llevar bañador o ropa ajustada, como los pantalones de yoga, porque parece que lleve un cojín entre las piernas.
- Tengo que meterme los labios menores en la vagina para que no sean tan evidentes.
- Es imposible que algo me entre en la vagina con facilidad. Ni tampones ni penes. ¿Por qué? ¡Por culpa de estos labios tan grandes!

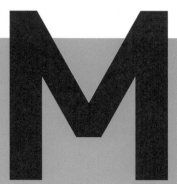

M

DE MENSTRUACIÓN, MALHUMOR Y MARTIRIO

Todo lo que necesitas
saber para sobrevivir

La tía de América, la roja, la prima, esos días del mes, el periodo, la regla... A ver, la llames como la llames, la tienes. Estás menstruando.

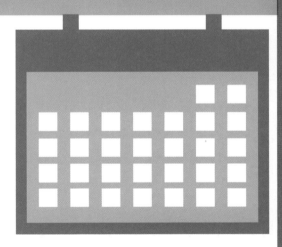

¿QUÉ PASA CUANDO TENGO LA REGLA?

Es sencillo: cuando menstrúas (o tienes la regla), tu cuerpo expulsa el endometrio. La sangre menstrual fluye por el útero a través de una pequeña abertura en el cérvix y sale de tu cuerpo por la vagina. Y a veces, o a menudo, no es agradable.

¿CUÁNTO DURA UN CICLO NORMAL?

La mayoría de las menstruaciones duran entre 3 y 7 días. La media del ciclo menstrual va de 28 a 30 día, contados desde el primer día de sangrado hasta el primer día del sangrado siguiente, pero los ciclos normales varían entre 21 y 45 días. En un ciclo medio, una mujer pierde unas 5 cucharadas de sangre, que son unos 80 mililitros… ¡aunque a veces parece mucho más! La cosa varía mucho en lo que se considera normal, pero, así en general, si usas más de 6 a 10 compresas o tampones al día o si empapas más de 1 o 2 compresas o tampones ultra cada hora, díselo a tu médico, porque es más de lo habitual e igual tienes algo como un mioma, pólipos o, rara vez, cáncer. Además, si insistes en ponerte una falda de lunares amarillos con un top de rayas color mostaza y petunias en el pelo cuando tienes la regla, seguramente tampoco sea normal. Háztelo mirar.

¿A QUÉ EDAD SUELE VENIR LA ROJA?

En fin, puedes empezar con 8 años o con 16. La mayoría empezamos entre los 11 y los 12. Para que lo sepas, la primera regla tiene nombre propio: menarquia. Suena muy majestuoso, ¿eh? Las niñas no deben preocuparse si el ciclo es irregular: cuesta un tiempo coger el ritmo.

NO ME VIENE LA REGLA TODOS LOS MESES, PERO CUANDO LO HACE… MADRE MÍA… IMPRESIONA. ¿ES MUY RARO?

Pues no tanto. Hay varios motivos por los que a veces pasa eso y deberías hacerte una revisión.

Es habitual en adolescentes y en mujeres al borde de la menopausia o con síndrome de ovarios poliquísticos. El crecimiento anormal de tejidos en el útero también puede provocar ciclos «raros». Podría tratarse de pólipos (suelen ser crecimientos de tejido benigno), miomas (tumores musculares benignos), hiperplasia (crecimiento del tejido uterino y posible precursor del cáncer) o cáncer de útero. Por último, los trastornos hemorrágicos como la enfermedad de Von Willebrand (problemas de coagulación) o recuento bajo de plaquetas (las encargadas de coagular la sangre) provocan eso, hemorragias. Los anticoagulantes como la aspirina también pueden provocar reglas atípicas. No esperes y ve al médico.

HABLEMOS EN SERIO

A ver, que ya sabemos lo «especiales» que nos sentimos con el periodo (ja, ja)… a lo mejor por eso hay tantas palabras específicas para nombrar cada manifestación de la regla. Aquí van:

MENORRAGIA. El término médico que designa el sangrado menstrual prolongado o abundante.

METRORRAGIA. El sangrado entre periodos.

POLIMENORREA. El sangrado menstrual frecuente, sobre todo si pasa cada 21 días o menos.

AMENORREA. La ausencia de menstruación. La amenorrea primaria es cuando no has tenido la primera regla para los 16 años; la secundaria es cuando no tienes la regla entre 3 y 6 meses seguidos, y…

OLIGOMENORREA. El caso en el que hay menos de 6 a 8 menstruaciones al año.

ANOVULACIÓN. Cuando no ovulas. Genial, pensarás si no buscas un hijo, ¿no? Pues también puedes acabar con una menstruación abundante cuando te venga.

PARA QUE LO SEPAS. Si tienes algo de esto, ¡ve al médico!

¿TE DUELE? ¡El sexo es la clave! El orgasmo puede aliviar el dolor menstrual en algunas mujeres.

¡ME DUELE UN MONTÓN!

¿Te ayuda que te diga que no eres la única? Seguramente no. Pero que sepas que el dolor menstrual nos afecta a más de la mitad de las mujeres y que hasta el 15 % lo describe como severo. Las encuestas entre adolescentes reflejan que más del 90 % dice sufrir dolor menstrual que puede variar de leve a agudo. El dolor menstrual leve puede ser casi imperceptible y durar poco... a veces es más bien una sensación de pesadez. El dolor menstrual agudo puede ser tan intenso que interfiere en la rutina de la mujer durante varios días. Si es tu caso, díselo a tu médico.

CÓMO TRATAR EL DOLOR MENSTRUAL

- Aplícate calor.

- Adelántate y toma antiinflamatorios (como ibuprofeno) 1 día antes de que te baje la regla.

- Pregúntale a tu ginecólogo por los anticonceptivos hormonales.

- Trata cualquier enfermedad que cause el dolor.

P: ¿De dónde sacó el Mar Rojo su nombre?
R: Cleopatra se bañaba en él periódicamente.

APUNTE. Las compresas desechables aparecieron en Alemania allá por 1880, pero las mujeres estadounidenses no pudieron empezar a utilizarlas hasta finales de siglo porque las Comstock Laws (parte de una campaña para legislar la moralidad pública en Estados Unidos) no se lo permitían.

¡ANTES DE QUE ME BAJE LA REGLA, MUERDO!

Y a ver si lo adivino: tu pareja se lleva los mordiscos. Los cambios físicos y emocionales que se producen en los días previos a la regla se llaman síndrome premenstrual (SPM). El SPM afecta al menos al 85 % de las menstruantes y tiene síntomas físicos y emocionales, pero ¿sabes una cosa? (y no te enfades), se desconoce la causa. El trastorno disfórico premenstrual (TDPM) es una variante severa del SPM que afecta a un reducido porcentaje de mujeres, y los síntomas trastornan de forma manifiesta sus vidas afectivas y laborales. ¿Te suena? Busca ayuda.

IRONÍAS INCREÍBLES

Los diez síntomas definitivos del SPM:

1. Crees que todas las personas que conoces se han vuelto imbéciles.
2. Te encanta mojar los nachos en el té helado y te parece que los Cheetos son lo más.
3. Tus amistades, tu familia y tu pareja están acojonadas en un rincón... con razón.
4. Las burradas que sueltas son épicas.
5. El camarero es la persona más odiosa del mundo. Lo son todas las personas a tu alrededor.
6. Quieres repetir de todo y... ¿dónde está el postre?
7. Ansías que llegue la menopausia.
8. No dejas de tropezarte con gente y con cosas y culpas al mundo por interponerse en tu camino.
9. Odias a los hombres.
10. Sexo sí. Sexo no. Sexo sí. Sexo no. Sexo sí...

¿PUEDO HACER ALGO PARA RECUPERAR LA CORDURA?

¡Pues claro!

- Prueba con ejercicio aeróbico regular, relajación con yoga, meditación, ejercicios de respiración y dormir lo suficiente. Vale, a lo mejor no tienes tiempo para hacerlo todo, pero, cuanto más hagas, mejor te sentirás.

- Cambia tu dieta. Los platos ricos en carbohidratos pueden reducir los cambios de humor y los antojos. Evitar la cafeína y el alcohol también ayuda, pero, al mismo tiempo, a veces viene bien una copa de vino. Bebe con moderación si te levanta el ánimo, pero no lo hagas si te da el bajón. Toma menos grasas, azúcar y sal, y haz comidas más ligeras y frecuentes.

- Toma suplementos en los días más críticos. Tomar 1.200 mg de calcio al día en esta época reduce los síntomas del SPM. El magnesio ayuda con la retención de líquidos, la hinchazón del pecho, los dolores de cabeza y los cambios de humor. La vitamina B, sobre todo si se absorbe a través de la dieta (son fuentes: cereales enriquecidos, judías verdes, hortalizas de hoja verde, pescado, papaya, melón y naranjas), también contribuye a aliviar los síntomas.

- Pídele a tu médico que te recete algo. Los anticonceptivos hormonales, como la píldora, pueden reducir los síntomas si te ha tocado el gordo y los padeces. Tomar una dosis baja de diuréticos reduce la retención de líquidos. Otra positibilidad es tomar antidepresivos, normalmente del día 14 al 28 del ciclo o todos los días si es necesario. Para algunas los ansiolíticos también son útiles.

LA VARIEDAD DE PRODUCTOS HIGIÉNICOS

COMPRESAS. Las hay de diferentes tamaños, estilos y grosores. Unas tienen alas que se pegan a la ropa interior para una mejor protección. Algunas están perfumadas, pero es mejor que las evites si te irritan la piel.

SALVASLIPS. Más delgados y cortos que las compresas, son para flujos leves y tienen varias formas y tamaños, incluso los hay para tangas.

TAMPONES. Disponibles en distintos tamaños según el flujo, los hay perfumados y también con aplicador. No deberías llevarlos más de 8 horas seguidas, aunque normalmente hay que cambiarse más a menudo. Se pueden usar sin problema mientras se nada o se hace ejercicio.

NOTA: Para las ultrasensibles o las ecologistas, hay compresas, tampones y salvaslips de algodón orgánico.

COPA MENSTRUAL. Esta copa de silicona maleable se introduce en la vagina y recoge el flujo menstrual. Se puede llevar hasta 12 horas seguidas y elimina la necesidad de usar otros productos como barrera.

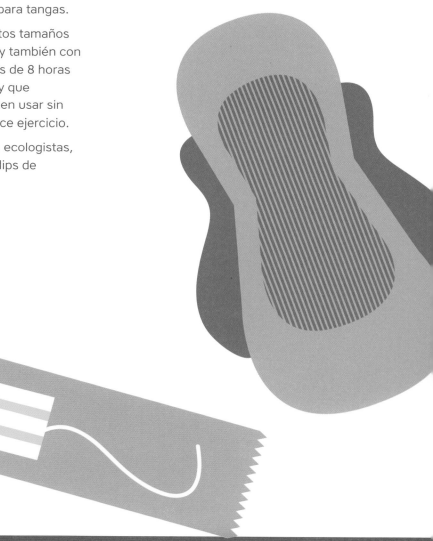

SÍNTOMAS DEL SPM (COMO SI HICIERA FALTA DECÍRTELOS)

SÍNTOMAS EMOCIONALES. Depresión, arrebatos de ira, irritabilidad, llanto, ansiedad, confusión, aislamiento social, desconcentración, insomnio, somnolencia, cambios en la libido.

SÍNTOMAS FÍSICOS. Sed y cambios en el apetito con antojos incluidos, sensibilidad en el pecho, hinchazón y aumento de peso, dolores de cabeza, hinchazón de manos y pies, dolor, fatiga, problemas cutáneos, problemas gastrointestinales y dolor abdominal.

NOTA: Algunos síntomas de otras dolencias pueden confundirse con el SPM, como la depresión, la ansiedad, la perimenopausia, el síndrome de fatiga crónica, el colon irritable y las enfermedades tiroideas, entre otras. Además, algunas dolencias pueden agravarse justo antes de que tengas la regla, como la epilepsia, las migrañas, el asma o la alergia.

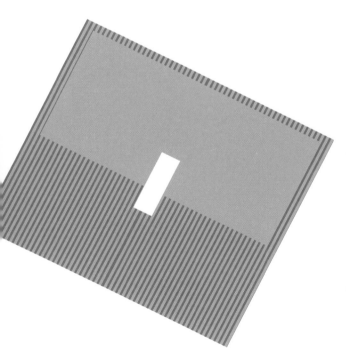

ESPONJA MENSTRUAL. Es una esponja marina y la hay de varios tamaños y absorciones. Se introduce la esponja en la vagina para absorber la sangre, luego se saca para lavarla y se usa de nuevo. Parece genial, pero las esponjas no han pasado las pruebas sanitarias ni se ha estudiado su seguridad a fondo. Pueden provocar infecciones y reacciones alérgicas, y tal vez disolverse en el interior de la vagina y ser absorbidas. Como ocurre con los tampones, hay riesgo del síndrome del shock tóxico (SST).

COMPRESAS REUTILIZABLES. Son lo que parecen, y para las obsesionadas con la conservación del medioambiente a quienes no les importe conocer a fondo su menstruación, estas compresas de tela son la opción perfecta.

N

DE NUTRICIÓN

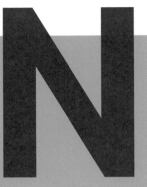

Una guía de consejos nutricionales
relacionados con la salud
de tus partes femeninas

ERES LO QUE COMES. ¿QUÉ DEBES COMER PARA MANTENER TU VAGINA CONTENTA Y SALUDABLE?

La respuesta no es azúcar, bombón.
Cualquier dieta saludable para el cuerpo será
también beneficiosa para tu vagina. Pero si
tu dieta no te aporta el equilibrio de vitaminas
y minerales que necesita la vagina, esta sufrirá
irritaciones e infecciones, y en general estará
tristona.

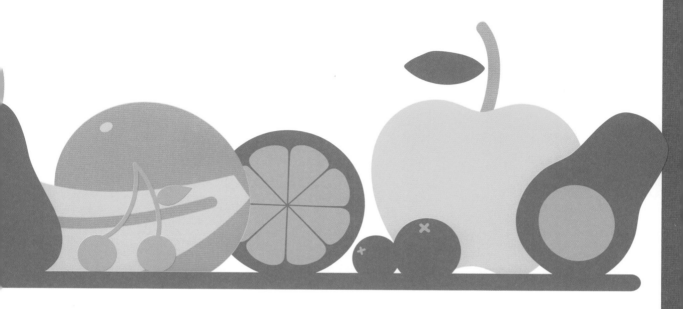

MI GINECÓLOGO ME HA RECOMENDADO CALCIO Y VITAMINA D, PERO NO SÉ POR QUÉ

Antes de nada, si tu médico te dice algo que no entiendes, pregunta. La vitamina D y el calcio mejoran la salud de los huesos, y la vagina no tiene hueso, así que es lógico que no lo veas claro. Pero estos suplementos tienen beneficios adicionales. La ingesta diaria de calcio recomendada es de 1.300 mg para niñas de entre 9 a 18 años, de 1.000 mg para mujeres de 19 a 50 años y de 1.200 mg para mujeres mayores de 51. Y, tal como he dicho antes, si quieres una vagina sana, necesitas un cuerpo sano. Aunque es mejor obtener el calcio de la ingesta de alimentos como los lácteos, el brócoli, las almendras o el salmón, a lo mejor necesitas suplementos. En el caso del calcio, debe tomarse en dosis de no más de 600 mg porque a tu cuerpo le costará absorberlo. ¡No te pases! Una dosis excesiva puede provocarte cálculos renales.

¿Y la vitamina D? La necesitas para absorber el calcio. Muchos productos lácteos cuentan con un aporte extra de vitamina D, pero la fuente principal es el sol. Puesto que muchas de nosotras nos cubrimos de protector solar de los pies a la cabeza (y así debemos hacerlo), una buena solución es tomar un suplemento de vitamina D de 1.000 UI diarias.

QUÉ COMER

• Yogur. Los cultivos lácticos que contienen son una gran ayuda para prevenir y tratar las infecciones vaginales. También puedes tomarlos en forma de suplementos.

• Fruta, hortalizas, cereales integrales. Todos son saludables.

• Zumo de arándanos rojos o arándonos rojos en forma de suplementos, que disminuyen la probabilidad de sufrir una infección del tracto urinario en mujeres propensas a padecerlas.

QUÉ EVITAR

• Los alimentos con alto contenido de azúcares aumentan el riesgo de sufrir infecciones vaginales. Las comidas procesadas, los dulces, el alcohol y las bebidas azucaradas también deben evitarse.

¡CUIDADO! Los desórdenes alimenticios como la anorexia, la bulimia, la ortorexia (la obsesión por comer solo alimentos considerados saludables) o la ebriorexia (o drunkorexia, un trastorno que consiste en no comer para beber) pueden causar ciclos menstruales irregulares o incluso amenorrea. La amenorrea prolongada puede provocar pérdida de masa ósea y osteoporosis.

No comas nada que a tu tatarabuela le costaría reconocer. En las tiendas hay muchos productos similares a la comida, pero que tus antepasados no reconocerían como tal.

MICHAEL POLLAN

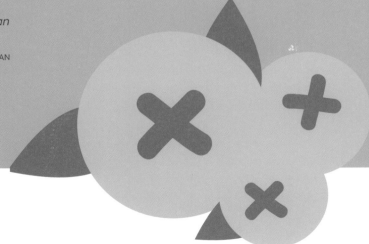

> *El buen sexo es como una buena partida de bridge.*
> *Si no tienes un buen compañero, mejor que tengas*
> *una buena mano.*
>
> MAE WEST

¿QUIERES SENTIRTE ATRACTIVA? ¡QUIÉRETE MUCHO!

Una de las causas más comunes de la falta de libido en las mujeres es que no se sienten atractivas. Una dieta saludable y hacer ejercicio son claves para hacer que te sientas increíble. La práctica regular de ejercicio aumenta el flujo sanguíneo a los genitales y la producción de endorfinas, una de las hormonas de la felicidad.

¿ALGÚN PRODUCTO NATURAL QUE AUMENTE LA LIBIDO?

No hay garantías, pero puedes probar con la arginina, un aminoácido presente en la avena, las nueces, las semillas, los huevos, la leche de coco y los tubérculos. O puedes tomarla en forma de suplemento. Supuestamente aumenta el flujo sanguíneo en la zona genital y también la libido.

¿Y LOS AFRODISÍACOS?

- El chocolate contiene feniletilamina y serotonina, sustancias que provocan sensación de bienestar.

- El vino tinto es relajante y contiene resveratrol, un antioxidante que ayuda a mejorar la circulación sanguínea.

- Las ostras contienen zinc, que aumenta el deseo sexual en los hombres, y ácidos grasos omega-3, que mejoran las funciones del sistema nervioso.

- Los plátanos contienen potasio, que fortalece los músculos.

- El aguacate contiene vitamina E, que contribuye a la producción hormonal y por tanto mejora la respuesta sexual.

- El salmón y las nueces contienen ácidos grasos omega-3, necesarios para la producción de hormonas sexuales (estrógeno, progesterona y testosterona).

- Las guindillas contienen capsaicina, que provoca sudoración y aumenta el ritmo cardíaco y la circulación. ¡Incluso en la zona genital!

- Los higos ya son sugerentes de por sí debido a su forma.

- La miel es rica en vitaminas del grupo B y en boro, necesarios para la producción de hormonas sexuales (sobre todo testosterona).

- La soja, tanto en alimentos como en suplementos, contiene isoflavonas, que promueven la lubricación vaginal debido a su similitud con el estrógeno (no se aconseja para las mujeres con cáncer de mama).

CUIDADO. Ten en cuenta que un exceso de algunas vitaminas y minerales puede ser peligroso durante el embarazo. Consulta con tu médico antes de tomar algo, aunque sean suplementos de hierbas.

- El ácido fólico disminuye el riesgo de que el bebé sufra malformaciones como la espina bífida.

- El hierro ayuda a prevenir la anemia.

- Los ácidos grasos omega-3 presentes en muchos pescados contribuyen a la buena salud del sistema nervioso.

ESTOY EMBARAZADA. ¿TENGO QUE TOMAR ALGUNA VITAMINA?

Es habitual que a las embarazadas se les recomiende tomar vitaminas para obtener el aporte extra diario de ácidos grasos omega-3, hierro y ácido fólico. Las necesitas por estas razones:

¿Y EL AUMENTO DE PESO DEL EMBARAZO?

Bueno, no te descuides, pero es normal que aumentes de peso. La mayoría de las mujeres que están en su peso recomendado antes del embarazo debe aumentar entre 10 y 15 kilos. Añadir 300 calorías más a la dieta es una buena regla, así como hacer comidas más ligeras y frecuentes en vez de las tres habituales y más abundantes. Pero la moderación es lo mejor, como en todas las cosas. No te olvides de que un aumento de peso excesivo aumenta el riesgo de padecer diabetes gestacional o de tener bebés muy grandes. Eso último significa un parto más dificultoso y más sufrimiento para la vagina.

O

DE ¡ORGASMOS!

El ORGASMO. ¡Oh! ¡Oh! ¡Oh!
Ahhh... Todo lo orgásmico
y lo que no lo es

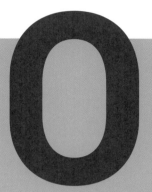

Esto lo sabes seguro: a diferencia de los tíos,
nosotras tenemos que estar de humor para el
sexo. Si estamos cabreadas o estresadas, nos
sentimos gordas o feas, no olemos a rosas,
pensamos en la colada y en los niños, nos
preocupa el trabajo, estamos deprimidas, nos
acojonan los exámenes, estamos agotadas,
doloridas y asustadas, o lidiamos con problemas
de dinero, tenemos todas las papeletas
para que no nos sintamos la
bomba y no haya orgasmo.
Además, hay muchas formas
de obtener consuelo físico y
emocional sin penetración ni
orgasmo. Aunque algunas nos
quedamos con el «oh, oh,

oh» y otras no (a veces lo hacen solo para complacer a sus parejas), muchas buscamos y necesitamos el ORGASMO y haremos lo que sea por conseguir uno. ¡Oye! Mejor dos o tres.

SÉ CÓMO ES, PERO QUIERO SABER LO QUE LE PASA A MI CUERPO CUANDO ME CORRO.

Al deseo sexual lo llamamos «libido». Tu libido puede aumentar de repente sin razón aparente o porque tu pareja te esté poniendo cachonda o porque lo hacen pensamientos o imágenes.

La excitación, en cambio, es el resultado de la estimulación sexual más el deseo. Tu cuerpo la reconoce: la tensión, los latidos, la respiración y la temperatura aumentan. Se te endurecen los pezones, los labios vaginales y el clítoris se hinchan con sangre y se vuelven muy sensibles. Se te moja la vagina y se expande. Está diciendo «¡Ven a por mí!». En fin, espera un poco... casi has llegado. Luego aparecen las contracciones de los músculos genitales y después... y después... un placer liberador. Mmm... ha sido intenso.

UNA DE LAS GRANDES SORPRESAS del siglo xx fue que el símbolo sexual estadounidense, Marilyn Monroe, dijo no haber alcanzado nunca el orgasmo con ninguno de sus famosos amantes (Kennedy, Frank Sinatra o Joe DiMaggio).

APUNTE. ¡Los orgasmos pueden provocar mal aliento! Algunos médicos han detectado cierto mal olor en la lengua de las mujeres hasta una hora después del sexo. Nota mental: tener chicles o caramelos de menta a mano.

ANTES ERA LA BOMBA, ME ENCANTABA EL SEXO Y ERA LA REINA DEL ORGASMO. AHORA ME CUESTA LA VIDA TENER UNO, SI LO TENGO. Y LA VERDAD, ME IMPORTA MUY POCO.

Seguro que te consuela poco saber que este tipo de problemas es habitual. Y que es posible que los motivos de que no te apetezca echar un polvo o no llegues al clímax sean varios. ¿El mejor consejo? Sincérate con tu ginecólogo. Te prometo que el tema sale a colación una y otra vez. Únete a la discusión. Mientras tanto, te comento unas cuantas posibilidades:

ENVEJECER. Puede que sigas tan espléndida como Jennifer López, pero tu libido no lo sabe y disminuye con el paso de los años. Por regla general, no es alarmante a menos que interfiera en tu relación de pareja. La disminución de estrógenos y andrógenos (hormona masculina) por el envejecimiento o la menopausia (natural o quirúrgica) puede disminuir tu deseo sexual.

> *Flechas electrizantes atraviesan el cuerpo, un arcoíris golpea los párpados. Una espuma musical envuelve los oídos. Es la banda del orgasmo.*
>
> ANAÏS NIN

MEDICAMENTOS. A veces, medicamentos como las píldoras anticonceptivas, los ISRS y los betabloqueadores que tratan la hipertensión pueden alterar la libido.

PROBLEMAS MÉDICOS. Enfermedades coronarias, artritis, cáncer, diabetes y otras dolencias pueden afectar tu deseo sexual. La depresión es una causa muy común de disminución de la libido. De hecho, a veces cuesta saber si la baja libido se debe a la depresión o a los medicamentos contra esta, o tal vez a las dos cosas. Un marrón.

IMAGEN CORPORAL. Cómo te ves y qué piensas de tu cuerpo tiene un papel importantísimo en la libido. Las mujeres que se sienten feas, gordas o bajas de forma suelen evitar el sexo.

PROBLEMAS DE PAREJA. Esto sí que quita las ganas. Por eso el deseo es más intenso y el sexo más frecuente con una pareja nueva (todavía no hay problemas de los que preocuparse) y la libido se puede aplacar y el sexo volverse más escaso en relaciones largas. El único problema es que a tu pareja o a ti no os haga gracia daros menos revolcones. PERO si no eres capaz de excitarte porque estás molesta con tu pareja... ya hablamos de otra cosa y a lo mejor os vendría bien un consejero matrimonial o un terapeuta.

TABACO, ALCOHOL, DROGAS. Los malos hábitos desde luego que afectan a la libido. En concreto, fumar disminuye el flujo sanguíneo hacia los genitales y puede provocar problemas de excitación. Señoras, ¡más motivos para dejarlo! Y en cuanto al alcohol, en pequeñas cantidades puede desinhibir y aumentar el deseo sexual, pero en exceso es un deprimente y suele tener el efecto contrario.

PARA QUE LO SEPAS. Algunas mujeres gritan, otras gimen, otras lloriquean, otras se descojonan, otras sollozan, otras claman a Dios, otras recitan a Emily Dickinson, otras maldicen, otras se callan.

QUÉ HACER

En fin, si quieres volver al ruedo, tienes que descubrir y luego tratar el problema de fondo. Para regresar a la senda del orgasmo (o transitarla más a menudo):

- Habla del tema con tu pareja.

- La dieta, el ejercicio y un estilo de vida más sano son vitales.

- Reducir el estrés y dormir bien es esencial.

- Resérvate tiempo para la intimidad sin distracciones. Apaga la tele, el ordenador y el móvil, y asegúrate de que los niños o tu compañera de piso no os van a interrumpir. Una sugerencia: ¡ponle cerradura a la puerta! Es increíble lo que ese esfuercito puede significar para la libido. No hay peor bajón que el que da, en plena faena, que alguien, sobre todo los niños, entre de repente.

- Prueba con suplementos sin receta, aunque su efectividad difiere. Los suplementos con arginina prometen aumentar el deseo y el placer sexuales. Hay aceites de masajes que dicen aumentar la excitación y se aplican en el clítoris, los labios vaginales y la vagina. Advertencia: consulta siempre con tu médico antes de tomar un suplemento, aunque no necesite receta.

- Consulta con tu médico una terapia hormonal. Sopesa con él los pros y los contras.

¿QUÉ PASA CON EL ADDYI, LA VIAGRA FEMENINA?

El Addyi es un fármaco de reciente aprobación en Estados Unidos para el 10 % de las mujeres que sufren de TDSH (trastorno del deseo sexual hipoactivo, que provoca la disminución grave o la eliminación del deseo sexual y también angustia). Aunque se habla de él como de la «Viagra femenina», no es lo mismo. La Viagra y otros medicamentos parecidos aumentan el riego sanguíneo hacia el pene para corregir un problema físico con la erección. En cambio, el Addyi va al cerebro. Se toma a diario y no cuando sea necesario, y puede provocar insomnio y tensión baja. Está indicado solo para mujeres premenopáusicas.

Hay más medicamentos a la espera de salir al mercado para estimular el deseo sexual femenino, ¡estate atenta!

UNA PENA. Los medicamentos recetados a hombres, como Viagra y Cialis, no están aprobados para mujeres... todavía.

> *Los recuerdos son como el orgasmo.*
> *Mucho mejor si no se fingen.*
>
> ANÓNIMO

¿QUIERES TENER UN ORGASMO? BUENO…

No todo va del pene. Algunas no tenemos un orgasmo solo con la penetración vaginal, pero sí con la estimulación manual del clítoris, ya sea por la pareja, por un vibrador o la masturbación. Hay muchos vibradores en el mercado de diferentes precios que van de perlas. El recién llegado llamado Fiera es un dispositivo elegante y discreto que se acopla al clítoris para mejorar la estimulación y también el orgasmo al activar la circulación sanguínea.

NO LO CONSIGO Y ESTOY HUNDIDA. LO HE INTENTADO TODO. ¿QUÉ MÁS PUEDO HACER?

¿Te han hablado de la terapia sexual? Puedes ir sola o con tu pareja a un médico especialista o a un psicólogo. Las sesiones suelen incluir educación sobre el comportamiento sexual normal, así como formas de lidiar con problemas culturales, religiosos o personales en cuanto al sexo. Los terapeutas sexuales trabajan para mejorar la comunicación, la confianza y la intimidad en la pareja. Usan medios visuales, otros dispositivos y mandan «deberes». La terapia puede ayudar a la pareja a acordar prácticas sexuales y la frecuencia.

NOTA: Las mujeres con un historial de abusos sexuales, emocionales o físicos suelen beneficiarse de la ayuda de un profesional. Para las que sigan un tratamiento médico que les origina un problema de índole sexual también es recomendable la ayuda profesional. Afrontarlo en equipo es lo mejor en la mayoría de los casos.

FINGIRLO

Casi dos tercios de las mujeres admiten fingir el orgasmo alguna vez… y no solo durante la penetración vaginal. También dicen fingir el orgasmo durante el sexo oral o telefónico. ¿Te acuerdas de *Cuando Harry encontró a Sally*?

En fin, muchas de mis pacientes lo fingen y lo admiten, y no pasa nada. Aunque pueden sentirse culpables, tienen sus motivos: quieren complacer a su pareja, le tienen «lástima» y no quieren avergonzarlo ni hacer que se sienta un inútil, o simplemente quieren acabar para dormir. Mientras la mujer pueda llegar al orgasmo, no pasa nada si no lo alcanza cada vez que haga el amor. A veces hay que recurrir a estas cosas si nos conviene.

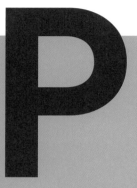

P

DE PRODUCTOS
DE HIGIENE ÍNTIMA

Desmontando las duchas vaginales,
los jabones, los perfumes y la obsesión
por lavarnos

Madre mía. Después de ver los anuncios da la
impresión de que la vagina es un sitio inmundo
que necesita una limpieza profunda urgente. ¡Ja!
Una mentira como una catedral. La verdad es que
nuestros cuerpos poseen un delicado equilibrio
de bacterias y hongos que contribuyen a que
la vagina esté en perfectas condiciones.
Es algo asombroso. Pero ¿eso les basta a las
empresas que quieren extender la idea de que
es necesario que compres productos de higiene
para que tus partes íntimas huelan bien? Qué va.
Es una chorrada, porque un exceso de limpieza
y de productos al parecer «higiénicos» pueden
causarte picores, irritación e incluso infecciones
por alterar el equilibrio de la flora vaginal.

> *Mi vagina no necesita ninguna limpieza.*
> *Ya huele bien. No intentes decorar.*
>
> Eve ensler, *Monólogos de la vagina*

Hazme caso: tu vagina se limpia sola manteniendo el delicado equilibrio del nivel de pH, que puede desestabilizarse por culpa de los antibióticos, duchas vaginales, jabones y otros productos, con las consiguientes irritaciones o infecciones. Dicho lo cual, el olor de tu vagina depende de tu salud, tu estilo de vida, tu peso y tu dieta. Recuerda que es normal tener flujo vaginal. Lo que no es normal es que el flujo huela mal, sea excesivo o tengas picores o irritaciones. Ve al médico si es el caso.

AHÓRRATE EL DINERO
Y CUIDA TU VAGINA

JABONES. Hay algunas mujeres que pueden usar cualquier producto para la higiene de la vagina sin problema. Pero si tienes la piel sensible o sufres de sequedad vaginal, es mejor que no uses jabones agresivos o demasiado perfumados. Busca jabones y geles íntimos suaves especialmente indicados para este tipo de piel. Recuerda que el interior de tu vagina no necesita que lo frotes. Algunas mujeres usan el jabón solo en la parte externa y agua templada en las zonas internas. Evita frotarte con una esponja áspera, sobre todo el interior de la vagina. Cuanto te des un baño, utiliza aceites esenciales como el de lavanda. Solo unas cuantas gotas, ya que pueden ser muy irritantes.

FRAGANCIAS O PERFUMES Y MALOS OLORES. Señoras, es un hecho: la vagina tiene su propio olor. En circunstancias normales, o aunque tengas una infección, es poco probable que alguien más pueda olerte (salvo quizá tu pareja sexual). En cuanto a la menstruación, si te cambias de tampón o de compresa con frecuencia, nadie podrá olerte tampoco. Los desodorantes femeninos y los tampones perfumados pueden provocar reacciones

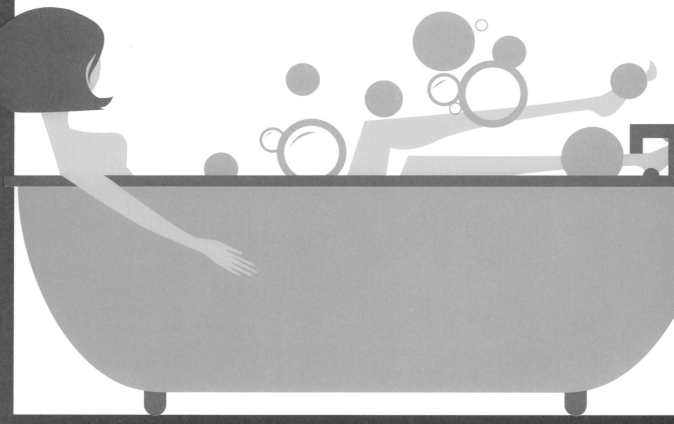

alérgicas, irritación e infecciones. No los uses. Si tienes la piel sensible, lava tu ropa interior con un detergente y un suavizante que no lleven perfume y elige papel higiénico sin tintar.

POLVOS DE TALCO Y TOALLITAS DE BEBÉ. Oye, que no eres un bebé, así que deja los productos infantiles. No uses polvos de talco en ningún caso, tengas la edad que tengas, porque aumenta el riesgo de sufrir cáncer de ovario. (Véase la relación del talco y el cáncer de ovario en la página 124). Espolvorea almidón de maíz o polvos que no lleven talco en las bragas o en la vulva para evitar rozaduras y sudoración excesiva. Las toallitas de bebé pueden ser irritantes para las pieles sensibles.

DUCHAS VAGINALES. La vagina se limpia sola, así que evítalas. Esta práctica tan ridícula y tan de moda puede desequilibrar el pH de la flora vaginal, lo que en ocasiones deriva en infecciones pélvicas. Si se hace justo después de haber tenido el periodo, puede empujar la sangre y las bacterias hacia el interior, de manera que ¡**no te hagas duchas vaginales**!

NO USO NINGÚN PRODUCTO, PERO MIS PARTES ÍNTIMAS NO ESTÁN FINAS

Eso es porque hay otros irritantes que usamos todos los días.

PANTIS Y BRAGAS. Las bacterias y los hongos viven en zonas húmedas, oscuras y poco aireadas. Si usas bragas de algodón y evitas llevar pantis, permitirás la transpiración de la zona, reduciendo la aparición de irritaciones e infecciones. Lo mejor es no usar nada, sobre todo por la noche.

SALVASLIPS Y COMPRESAS. No las uses si no tienes la regla porque impiden el paso del aire y pueden causar infecciones e irritaciones cutáneas. Las perfumadas son muy problemáticas porque suelen provocar reacciones cutáneas. (He tenido pacientes con irritación y picores, y al examinarlas he descubierto la marca del borde de la compresa en la piel como si la tuvieran dibujada, lo que demuestra que era la fuente del problema.) El contacto continuo con una compresa húmeda (diseñada para la menstruación o para las pérdidas de orina) también puede provocar picores, así que procura cambiarte con frecuencia.

BAÑADORES Y ROPA DEPORTIVA. Intenta quitarte el bañador o la ropa deportiva lo antes posible para evitar infecciones e irritaciones. Montar en bici o hacer *spinning* aumenta el riesgo de irritación, así que usa leggings con protección en la zona o busca un asiento de gel e incluso un bálsamo que ayude a la transpiración, sobre todo para los trayectos o las clases largas.

CONSEJOS SENCILLOS

- Mantén la vulva limpia y seca. Si eres propensa a sufrir infecciones o irritaciones, usa el secador del pelo a baja temperatura cuando salgas de la ducha.

- No te vistas con ropa ceñida. Elige ropa interior de algodón.

- No lleves pantis a menos que tengan un refuerzo de algodón. Ponte medias siempre que sea posible.

- No uses compresas ni tampones con desodorante o con una capa plástica protectora (y no me refiero al aplicador ni a la bolsita).

- Usa tampones solo cuando estés con la regla, y elige la capacidad de absorción adecuada para cada momento.

- No uses jabones ni papel higiénico perfumados.

- No te hagas duchas vaginales, ni uses desodorantes íntimos o productos que contengan talco.*

- No duermas con pijamas ceñidos.

* En mayo de 2016 Johnson & Johnson fue condenada a indemnizar a una mujer con 55 millones de dólares al considerar un tribunal que sus polvos de talco le habían provocado cáncer de ovario. El veredicto aviva el debate sobre la seguridad de los cosméticos con talco, y llegó tres meses después de que la empresa se viera obligada a pagar 72 millones de dólares a la familia de otra mujer que había muerto de cáncer de ovario. Pese a estos dos varapalos judiciales, la empresa insiste en que sus productos son seguros. Mientras escribo este libro, Johnson & Johnson piensa recurrir la sentencia más reciente.

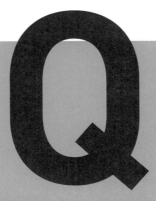

Q

DE QUEBRADEROS

Anomalías, problemas
y marrones vaginales

Chicas, a veces la vagina nos decepciona. Por más que intentemos contentarla, hay situaciones que nos dejan patidifusas, nos sorprenden, nos descolocan, nos atontan, nos confunden y, por desgracia, nos deprimen. Aunque hay explicaciones y respuestas para todas, a lo mejor no solucionan totalmente nuestro problema. En este capítulo veremos algunas de dichas situaciones. Te pase lo que te pase, seguro que no eres la única. Y recuerda:

PUEDES HABLAR DE TODO POR ESCATOLÓGICO QUE TE PAREZCA.

Puedes tener con tu ginecólogo la misma intimidad que con tu peluquero. Un buen ginecólogo sabe escuchar. Además, ¡nunca nos vamos de la lengua! Por ley.

> *¿Por qué tanto misterio? ¡Es mi vagina, no la esfinge!*
>
> Miranda, en *Sexo en Nueva York*

QUISTE DE BARTOLINO/ABSCESOS

Las glándulas de Bartolino se sitúan en la abertura de la vagina. Si quieres la ubicación exacta, imagina que tu vagina es un reloj y que las glándulas están a las 4 y a las 8. Si se bloquean las aberturas, se puede desarrollar un quiste. No te alarmes si te pasa, es habitual. Los quistes de Bartolino pueden ser del tamaño de un guisante o del de una pelota de golf y pueden causar dolor durante el coito o incluso al sentarte o al andar. Evidentemente, no es agradable. Si te incomoda, tu ginecólogo puede recomendar drenar el quiste. Si no te molesta, puedes esperar a ver si crece o se infecta. En caso de que se infecte, lo sabrás porque te dolerá mucho y habrá que sajarlo. Una vez vaciado de pus, el dolor desaparece enseguida. La buena noticia es que a veces se vacía solo con baños de asiento o si te aplicas calor. Si no es el caso, tendrás que recurrir a la cirugía. También pueden recetarte antibióticos y analgésicos. **TOMA CHASCO: LA HISTORIA SE PUEDE REPETIR.**

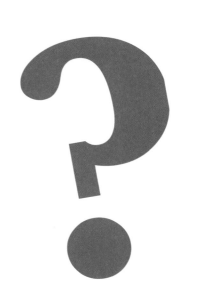

ABSCESO VULVAR

Suele empezar como una infección en la piel de la vulva. ¿Qué la provoca? Algunos factores de riesgo son la obesidad, la mala higiene y pasarse la cuchilla o hacerse la cera. A veces los abscesos vulvares se desarrollan porque el sistema inmunitario no funciona bien. Si tu médico encuentra restos de pus, rojeces o hinchazón en tu vulva, seguramente te diagnostique un absceso vulvar. El tratamiento consiste en antibióticos, drenaje, baños templados y revisiones para asegurarse de que la infección no se ha extendido. **TOMA CHASCO: SE PUEDE REPETIR.**

PÓLIPOS Y QUISTES VAGINALES

Los pólipos son recrecimientos de piel normalmente benignos y no necesitan tratamiento (¡hurra!) a menos que sigan creciendo, sean dolorosos o provoquen hemorragias. Los quistes se forman cuando una glándula o un poro se obstruye y se acumula líquido. Pueden aparecer en la vagina. Tampoco hace falta tratamiento si no crecen o no te molestan.

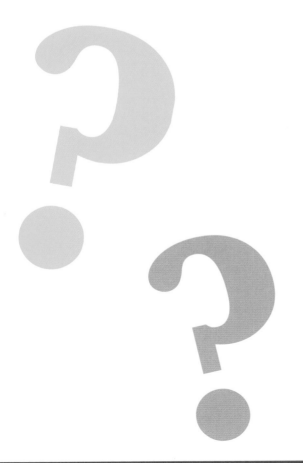

VERRUGAS VULVARES

Son recrecimientos de tejido y parecen pelotitas de carne. Son más habituales a medida que envejecemos y a veces salen en las zonas de fricción, incluidas las ingles y la vulva. Las verrugas pueden estar solas o acompañadas de amiguitas. En este caso, las preferimos solas. Tu médico no tocará una verruga a menos que te moleste o crezca, pero muchas mujeres quieren quitárselas por motivos estéticos. La intervención se hace en la consulta del médico y solo se necesita anestesia local. Las verrugas son muy comunes en las axilas. **TOMA CHASCO: PUEDEN VOLVER. ¿ESTO NO ES UN *DÉJÀ VU*?**

QUISTES SEBÁCEOS

Estos quistes son redondeados, blanditos y suaves y parecen una protuberancia blanca debajo de la piel de la vulva. Normalmente son más pequeños que un guisante e indoloros. Llegan solos o acompañados. A tu médico le bastará un vistazo para diagnosticarlos y el tratamiento (cirugía ambulatoria) es opcional.

GANGLIOS LINFÁTICOS INGUINALES

Todos tenemos ganglios linfáticos en las ingles. Los normales miden menos de 1 cm y suelen ser blanditos y móviles. Si eres delgada, tal vez los puedas palpar. Pero hay situaciones en las que estos agradables ganglios se inflaman, se agrandan y duelen. Puede ser a causa de un trauma o una infección; una infección al afeitarte, por ejemplo. Es menos frecuente, pero también puede ser por cáncer u otras enfermedades. Es aconsejable que vayas a tu médico si la inflamación persiste.

CÁNCER VAGINAL

El cáncer vaginal es bastante raro: solamente un 3 % de los cánceres genitales comienza en la vagina, pero otros cánceres hacen metástasis en ella. El cáncer vaginal primario es más frecuente en mujeres con varias parejas sexuales a lo largo de su vida, precoces sexualmente, fumadoras y con VPH. El síntoma más habitual es el sangrado atípico. Tu médico puede pedir que te hagan una biopsia y, si resulta positiva, existen varios tratamientos.

HIMEN IMPERFORADO

El himen es una fina membrana que rodea la abertura vaginal… o la rodeaba. El tuyo seguramente se haya roto si has tenido penetración o has practicado algún ejercicio vigoroso, como la equitación (véase la página 92). La forma más habitual es la de media luna. A veces el himen es demasiado grueso o está «roto» a medias, de modo que obstruye la abertura vaginal. ¿Cómo saberlo? En fin, lo normal es que una chica sea incapaz de ponerse un tampón o mantener relaciones sexuales porque «hay un tapón». Se suele diagnosticar en una revisión y el tratamiento implica una sencilla cirugía.

TABIQUE VAGINAL

Es una gruesa membrana de tejido que puede acortar o alterar la forma, horizontal o verticalmente, de tu vagina, y es un problema congénito. Algunas mujeres que tienen este tabique se quejan de problemas para ponerse un tampón, de sangrado aunque lo lleven puesto y de relaciones sexuales dolorosas. Otras no padecen síntomas. Se diagnostica en una revisión, y el tratamiento, de ser necesario, es quirúrgico.

AUSENCIA CONGÉNITA DE VAGINA

La agenesia vaginal o síndrome de Mayer-Rokitansky-Kuster-Hauser hace referencia a la ausencia congénita de vagina. En otras palabras, significa nacer sin ella. Es relativamente poco frecuente. Afecta a una de cada entre 4.000 y 10.000 mujeres. En estos casos hay ovarios y funcionan, tal vez haya útero y matriz, pero no hay menstruación y la penetración es imposible. Se diagnostica con el historial familiar, una revisión y ecografías. El tratamiento implica el uso de dilatadores vaginales para crear una vagina adecuada para la penetración. En algunos casos se emplea la cirugía para formar una vagina.

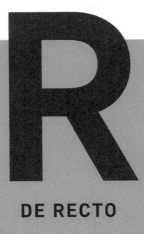

R

DE RECTO

¿Recto?
Y al fondo

¿Somos tan simples como una brújula? Bueno, la mayoría de las mujeres occidentales no. Unas tres cuartas partes de la población (es una cifra estimada) siente pudor al hablar de los problemas rectales o anales. Hasta mis amigas más inteligentes se ponen remilgadas y se cohíben al hablar de esa zona. Yo les digo: «Pero, bueno, ¿qué os pasa? El recto es una parte más de nuestra anatomía. Ya está bien de favoritismos». Y después les explico los problemas anales con pelos y señales. Lo sé, es un chiste un poco basto.

NO TODAS PENSAMOS CON EL CULO...
PERO TODAS TENEMOS UNO.

> *Al igual que los cuatro puntos cardinales (norte, sur, este y oeste), el cuerpo también tiene cuatro aberturas o puertas. La del este es la boca; la del oeste, el recto; la del norte, la cabeza; y la del sur es privada.*
>
> *Atharva Veda*

Sigo... y recuerda, vamos a hablar de esto con tranquilidad.

El recto es la parte más larga del intestino grueso, donde el cuerpo almacena las heces. El ano es la abertura del recto a través de la cual se expulsan las heces. Los problemas del recto y del ano son frecuentes. Hemorroides, abscesos, incontinencia y cáncer de recto o de ano. Si tienes algún problema rectal o anal (sobre todo, si sientes dolor o sangras) deja la vergüenza a un lado y habla con tu médico.

TENGO UNA ESPECIE DE BULTO EN EL RECTO QUE ME PICA. ¿QUÉ ES?

Seguramente no sea nada del otro mundo, aunque puede ser grande. Lo más probable es que sean hemorroides, que solo son venas dilatas o hinchadas alrededor del ano. A veces se sienten por fuera o alrededor, y a veces están dentro. Pueden ir acompañadas de otros síntomas tan agradables como sangrado, dolor, hinchazón del tejido que rodea al ano o dificultad para limpiarse correctamente después de evacuar. Aunque no hay motivos para avergonzarse, tal vez no sea el tema que más te apetezca comentar en la primera cita con un hombre.

MÁTAME CAMIÓN. La pared inferior de la vagina es la pared superior del recto. O dicho de forma más visual, la pared posterior de la vagina y la pared delantera del recto se tocan. Imagina una manguera encima de otra manguera. De ahí que si hay una herida en una, la otra pueda verse afectada. Los problemas o las infecciones rectales pueden estar relacionadas con las infecciones vaginales.

¿SABÍAS QUE...? Johnny Cash, el maravilloso cantante de country, se negó a que su famosa canción «Ring of Fire» se usara en el anuncio de un producto para las hemorroides.

Las hemorroides pueden aparecer por un exceso de peso, por el embarazo, por pasar demasiado tiempo de pie o sentada, por un sobreesfuerzo físico o durante un episodio de estreñimiento.

QUÉ HACER

Se diagnostican con un reconocimiento o mediante una anoscopia (examen del interior del ano con un aparato pequeño).

TRATAMIENTO

- Prevenir el estreñimiento y evitar los esfuerzos al evacuar.

- Baños de asiento de un cuarto de hora dos o tres veces al día. El agua templada mejora la circulación sanguínea y relaja la musculatura de la zona.

- Pomadas o supositorios sin receta o con receta médica para el alivio del dolor, del picor y la hinchazón.

- Ligaduras, cauterización o intervención quirúrgica si son grandes.

DESPUÉS DE EVACUAR SIENTO QUEMAZÓN Y UN DOLOR PALPITANTE QUE DURA UNOS MINUTOS... A VECES MÁS

Puedes tener una fisura, que es un desgarro en el tejido del ano. Normalmente no es problemático y se cura solo. Si no es así, tranquila, hay tratamientos. Pero es normal que te preocupes. Y si ves un poco de sangre en el inodoro, es normal que te asustes... ¡porque en el agua parece una barbaridad! Las fisuras anales pueden deberse a las deposiciones duras o grandes. O también pueden estar relacionadas con enfermedades intestinales como la de Crohn. Habla con tu médico. También con tu ginecólogo. Recuerda que puedes hablar con él de cualquier cosa, aunque no esté directamente relacionada con la vagina o con el pecho.

QUÉ HACER

Hay muchas cosas que puedes hacer, desde comprar algún producto sin receta hasta pasar por el quirófano.

TRATAMIENTO

- Acabar con el estreñimiento tomando fibra y laxantes.

- Ablandar las deposiciones con productos farmacéuticos.

- Baños de asiento.

- Nitroglicerina tópica o inyecciones de bótox, que ayudan al proceso de cura.

- Cirugía.

¡MADRE MÍA! ADORO A MI HIJA Y HARÍA CUALQUIER COSA POR ELLA... INCLUSO DEJAR QUE ME RAJARAN EL RECTO... COSA QUE HA SUCEDIDO. ¿QUÉ HAGO?

Seguro que tu hija es la niña más preciosa del mundo. Dicho lo cual, tal vez hayas sufrido una fisura anal y rectal relacionada con el parto. Las fisuras pueden provocar problemas crónicos como abscesos, incontinencia fecal y relaciones sexuales dolorosas. Algunas situaciones aumentan el riesgo de sufrir este problema, como ser una madre primeriza o tener un bebé muy grande, ser indio o asiático, que te hagan una episiotomía o tener un parto largo o asistido con fórceps o ventosa.

QUÉ HACER

El tiempo y la paciencia son esenciales para sanar durante el puerperio.

TRATAMIENTO

- Baños de asiento.

- Productos para ablandar las deposiciones y evitar el estreñimiento y los esfuerzos.

- Analgésicos tópicos y orales.

- Durante los meses posteriores al parto, una crema con estrógenos y el uso de lubricantes pueden ayudar si las relaciones son dolorosas.

- Si es un problema crónico, necesitarás consultar con un cirujano. **PUEDES HABLAR DE CUALQUIER TEMA, POR ESCATOLÓGICO QUE SEA.**

¿CÓMO LO DIGO? ¡ME PICAAA!

El prurito anal, o picor anal, es molesto pero normalmente es un problema benigno y en absoluto preocupante. La dieta y la incontinencia fecal son las causas más comunes. Sin embargo, hay otros factores que pueden causarlo: una limpieza exagerada, las hemorroides, las fisuras, algunos problemas cutáneos como la psoriasis o incluso el cáncer. Es curioso, pero el prurito puede intensificarse con el uso de múltiples medicamentos o remedios para su alivio. En ese caso, el dicho «menos es más» es esencial.

QUÉ HACER

Hay que hacer un reconocimiento clínico que en algunos casos incluye una biopsia, una sigmoidoscopia (el examen del colon con un instrumento flexible) o una colonoscopia. El fin es descubrir la causa del problema para encontrar una solución.

TRATAMIENTO

- Evita alimentos problemáticos como el café, el té, las bebidas de cola, el chocolate, las comidas picantes, el tomate y el limón.

- Usa detergente sin perfume y jabones suaves para lavarte.

> *Vaya despacio, doctor. Se adentra usted en un territorio que ningún otro hombre ha visitado antes.*
>
> DAVE BARRY, humorista

- Evita las toallitas para bebé, que pueden llevar alcohol o hamamelis, sustancias que tal vez empeoren los síntomas.
- Límpiate con papel higiénico humedecido previamente.
- Aplícate una crema con un 1 % de hidrocortisona dos veces al día en el ano.
- Aplícate cremas protectoras que contengan vitaminas A y D u óxido de zinc.
- Usa un limpiador perianal después de evacuar.
- Toma antihistamínicos hasta que los tratamientos tópicos empiecen a hacer efecto.

LA COLONOSCOPIA

Una colonoscopia es una prueba que permite al especialista examinarte el recto y el colon. Es un procedimiento que no precisa de ingreso hospitalario y que se usa para diagnosticar el cáncer de colon y para evaluar las hemorragias rectales, anemias inexplicables o dolor rectal o abdominal crónicos. Prepararse para una colonoscopia no es plato de buen gusto y tampoco es el mejor momento para irse de marcha toda la noche. De hecho, lo mejor es convertir el inodoro en tu mejor amigo, porque tendrás que tomarte un producto laxante para limpiar el colon. Antes de realizarla te pueden dar una sedación ligera. Después, tendrás flatulencia por los gases residuales. La mayoría de los pacientes se recupera fácilmente y no tiene el menor problema. A partir de los 50 años, todos deberíamos pasar por una colonoscopia para detectar a tiempo el cáncer de colon, aunque no tengamos síntomas. Otras pruebas son el enema opaco o el análisis de las deposiciones. ¡Qué divertido!

HE VISTO SANGRE EN EL BAÑO DESPUÉS DE EVACUAR. ¿ES GRAVE?

El sangrado rectal es común, pero siempre tienes que comentárselo al médico. Normalmente se debe a las hemorroides o a una fisura anal (de las que ya hemos hablado), pero también puede deberse a cáncer de colon o rectal, a pólipos, a una colitis (inflamación del colon) o a diverticulitis (inflamación de divertículos que crecen en el colon).

CÓMO PREVENIR PROBLEMAS TRASEROS

Lleva una dieta rica en fibra. Es lo mejor para ablandar las deposiciones. La fibra se encuentra en la fruta y en las hortalizas, o puedes comprar suplementos sin receta. La cantidad diaria recomendada es de 20 a 35 gramos.

- Mantén esa zona limpia y seca. Usa jabón y papel higiénico sin perfume.
- Evita los desodorantes íntimos y cualquier producto con talco. Su uso se asocia al cáncer de ovario.
- Duerme con prendas holgadas.
- No uses tangas.
- Usa el bidé para lavarte.
- Límpiate con papel higiénico humedecido o con un jabón perianal.

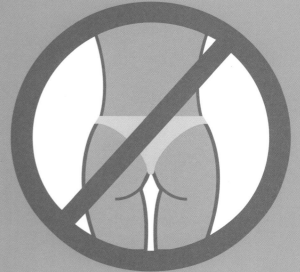

QUÉ HACER

Las pruebas que se realizan cuando hay un sangrado rectal dependerán de tu edad, tu historial médico y tu sintomatología. Tal vez solo necesites un examen rectal. La anoscopia es una prueba sencilla que se hace sin sedación y que permite la exploración del ano y de la parte baja del recto.

TRATAMIENTO

Irá en función de la causa que haya originado el sangrado. En algunos casos, no se necesita ninguno y se puede asegurar con rotundidad que no es motivo de inquietud.

ME GUSTA EL SEXO ANAL. ¿DEBERÍA PREOCUPARME POR ALGO?

Lo bueno es que así evitas un embarazo. Lo malo es que puede causar pequeños desgarros en el ano. De ahí que algunas enfermedades de transmisión sexual se contagien durante el sexo anal, entre ellas el VIH, el herpes y el virus del papiloma humano. Puesto que el ano es mucho más estrecho que la vagina, se recomienda el uso generoso de lubricante para evitar desgarros o traumas. Siempre que tengas cuidado, puedes disfrutar.

LLEVO UNOS MESES CON DEPOSICIONES IRREGULARES. ¿QUÉ PUEDO HACER?

El mundo entero parece estar obsesionado con las deposiciones, pero la verdad es que cada uno es como es. Hay personas que van al baño varias veces al día y otras que lo hacen cada dos o tres. Por regla general, se considera que estás estreñida si pasas tres días sin evacuar.

Estas irregularidades pueden presentarse durante el embarazo, la menstruación y la menopausia. Los síntomas incluyen estreñimiento, diarrea, gases, colon irritable y molestias. No te preocupes. La mayoría de esta sintomatología no es seria y se puede corregir con la dieta y con el uso sensato de medicamentos y remedios que no necesitan receta. Una sintomatología crónica rara vez es señal de un problema más grave. Por otra parte, si los síntomas persisten después de haber ajustado la dieta, deberías hablarlo con tu médico.

ESTREÑIMIENTO. Deposiciones duras o poco frecuentes que pueden causar dolor. En la mayoría de los casos, no es síntoma de un problema serio. Una dieta rica en fibra, con mucha agua, ejercicio y sin aguantarse las ganas de ir al baño debería prevenirlo. Si el problema persiste, se pueden usar laxantes, pero un uso excesivo en ocasiones crea dependencia.

DIARREA. Tres o más deposiciones al día, líquidas y a veces con calambres. Aunque puede resultar incómodo, no es un problema serio. La causa pueden ser algunos alimentos y también algunos tratamientos médicos. Deberías ir al médico si dura más de 24 horas, o si cursa con sangre o con fiebre, ya que podrías tener una infección u otro problema que requiera de un diagnóstico más a fondo y de tratamiento.

SÍNDROME DEL INTESTINO IRRITABLE (SII). Este problema afecta principalmente a mujeres de entre 30 y 50 años, y sus síntomas pueden ser intermitentes. La causa no está clara, pero, por regla general, el colon se vuelve más sensible de lo normal. Los síntomas incluyen gases, hinchazón, periodos de estreñimiento y diarrea, y moco en las deposiciones. Deberías ir al médico si los síntomas aumentan, porque podrías tener un problema más grave. Aterrador pero cierto: los síntomas del cáncer de ovario son vagos, pero algunos de ellos suelen ser hinchazón abdominal, retención de líquidos y un cambio en la frecuencia de las deposiciones.

GASES. ¿No son bochornosos? Bueno, a menos que te gusten los chistes de pedos... Todo el mundo tiene gases, es un hecho, y hay que expulsarlos. A veces provocan dolor, sobre todo en personas intolerantes a la lactosa o que tienen problemas con la digestión de las legumbres y de ciertas hortalizas como la col o el brócoli. Se pueden prevenir evitando el consumo de los alimentos problemáticos o tomando alguna medicación sin receta.

S

DE SEXO Y SUS ENFERMEDADES ASOCIADAS (ETS)

Sexo y sus consecuencias. Sexo seguro. Sexo espontáneo. Sexo sin protección. Sexo que jamás olvidarás por más que quieras hacerlo.

Aunque son habituales, no son como la última app para el teléfono móvil. Nadie las desea. Las enfermedades de transmisión sexual (ETS) se transmiten de una persona a otra a través del contacto íntimo. No discriminan, se contagian a mujeres y a hombres de todas las edades y condiciones por igual. Y no deberíamos pasar de ellas como si fueran correos basura. Hay que responder. Si no reciben tratamiento, algunas pueden causar daños permanentes: infertilidad, cáncer e incluso la muerte (en el caso del VIH o sida, que no tiene cura pero que es posible controlar y con el que se puede vivir mucho tiempo). Además, se pueden extender fácilmente porque tal vez no sepas que tu pareja sexual

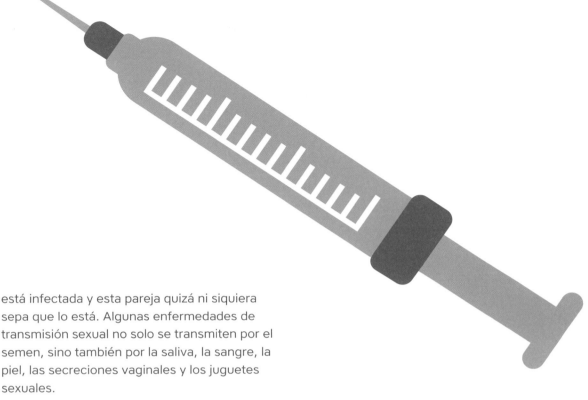

está infectada y esta pareja quizá ni siquiera sepa que lo está. Algunas enfermedades de transmisión sexual no solo se transmiten por el semen, sino también por la saliva, la sangre, la piel, las secreciones vaginales y los juguetes sexuales.

¿CUÁLES SON LAS ETS MÁS FRECUENTES? ¿CÓMO SÉ SI TENGO ALGUNA?

Hay muchas formas de contagiarse con una enfermedad de transmisión sexual y muchos tipos de enfermedades.

GONORREA Y CLAMIDIA

Hasta las novias más avispadas a la hora de controlar a su chico pueden tener gonorrea o clamidia sin saberlo. Por eso la mitad de las mujeres que la padecen lo desconocen. Las más «afortunadas» sufren de picores vaginales, secreciones vaginales atípicas, relaciones sexuales dolorosas, sangrado vaginal irregular o dolor al orinar. Son más afortunadas porque van

al médico y reciben tratamiento. Estas dos enfermedades se transmiten mediante las relaciones sexuales vaginales, anales y orales. No hace falta que haya semen para su transmisión. Lo bueno es que no te contagiarás compartiendo objetos como la taza del inodoro. Lo malo es que son recurrentes y puedes pillarlas más de una vez.

QUÉ HACER

ANÁLISIS. Se necesita una muestra del cérvix o de la uretra, o una muestra de orina.

TRATAMIENTO. Ambas infecciones se tratan con antibióticos. Si no se tratan, pueden provocar enfermedad inflamatoria pélvica (EIP), dolor pélvico crónico e infertilidad. ¡CUIDADO! Tu pareja también necesitará tratamiento.

> *Dale alas al amor. Pero no te sorprendas si vuelve con un herpes.*
>
> Chuck Palahniuk, escritor

HERPES

El primer brote, que normalmente aparece unas semanas después del contagio, es el peor. Así que no te asustes. Los brotes posteriores serán menos severos. La primera vez tendrás ampollas dolorosas, fiebre, dolor de cabeza y articular, síntomas de gripe, hinchazón en los ganglios y dificultad para orinar. Puedes tener ampollas en la vagina, la vulva, los glúteos, los muslos y la boca. Por si fuera poco, siguen apareciendo nuevas lesiones durante la primera semana. Desaparecerán al cabo de dos o tres semanas, aunque te habrá parecido una eternidad. Pero no ha acabado para siempre. Puedes sufrir brotes recurrentes, provocados por el estrés, el sol, la menstruación, el cansancio o si tienes un sistema inmunitario debilitado. Muchas mujeres experimentan algún síntoma previo a la aparición de las ampollas, como picor u hormigueo. Recuerda una cosa: puedes estar sufriendo un brote de herpes sin que se manifieste en tu cuerpo. Algo que es bueno para ti, pero no para tu pareja si mantenéis relaciones sexuales. El virus se puede transmitir sin que haya síntomas por vía vaginal, anal u oral. La exposición al herpes oral también puede ser fuente de contagio.

QUÉ HACER

ANÁLISIS. El diagnóstico se confirma con un análisis de sangre o un cultivo, pero el resultado puede ser difícil de interpretar porque no distingue la localización del brote (por ejemplo, no diferencia el herpes oral del herpes genital, y puedes contraer herpes genital si has practicado sexo oral con una pareja que tenga herpes oral). Si el análisis da positivo, será necesario un cultivo de la ampolla. Pero una ampolla que esté casi curada puede dar un resultado negativo. De manera que todos los resultados deben ser interpretados de forma individual.

TRATAMIENTO. Antivirales y analgésicos orales y tópicos. Para aliviar los síntomas, baños, una buena higiene y evitar el uso de ropa ajustada. Ten en cuenta que, aunque el herpes es una enfermedad para toda la vida que no tiene cura, la infección se puede controlar.

PREVENCIÓN DE BROTES. Duerme las horas necesarias y controla el estrés. Consulta con tu médico un tratamiento preventivo.

BUENA IDEA. Si eres propensa a sufrir brotes de herpes, puedes tomar un tratamiento profiláctico o una dosis baja de algún antiviral para prevenir los brotes y para evitar el contagio asintomático (transmisión involuntaria al no presentar síntomas).

VPH

El VPH puede causar verrugas genitales y, lo que es peor, la mayoría de los casos de cáncer de cérvix (más información en la página 45). Se transmite por contacto, lo que incluye las relaciones sexuales (vaginales, anales y orales). Es difícil que te contagies tocando objetos. Los últimos estudios han demostrado que hasta algunas mujeres vírgenes dan positivo en los análisis de VPH. Esto indica que el virus se puede contagiar también por otras vías (más información en la página 42). Por desgracia, los condones protegen de forma parcial contra el virus, ya que no cubre toda la zona genital.
El virus del papiloma humano es tenaz. Puedes tenerlo sin que presentes síntomas. Y, por si no tienes bastante con un contagio, puedes pillarlo de nuevo. Si te ves alguna verruga o recrecimiento de la piel en forma de pequeñas coliflores alrededor de la vagina o del ano, puede ser que sean provocadas por el virus del papiloma. Aunque no veas ni sientas nada, tal vez estén ahí. Normalmente estas verrugas no pican ni duelen. Si bien no son peligrosas por sí mismas, pueden asustarnos. Un dato: a veces las verrugas aparecen semanas o incluso un año después de la exposición al virus.

QUÉ HACER

ANÁLISIS. Examen macroscópico y microscópico, en ocasiones con ácido acético, que tiñe de blanco las lesiones. Se puede confirmar con una biopsia.

TRATAMIENTO. Hay muchos medicamentos para tratar las verrugas. Si la zona es extensa, se utiliza el láser.

PREVENCIÓN: VACUNAS

Lo sabemos, lo sabemos. Has oído un montón de cosas malas sobre la vacuna. Pero el efecto secundario más común es la sensibilidad en la zona donde se inyecta la dosis. La vacuna es capaz de prevenir múltiples cepas del virus y la aparición del cáncer de cérvix. Se puede poner ya a los 9 años y es más efectiva en mujeres que no se hayan «estrenado». Eso seguro que nos deja a muchas fuera. La infección por el VPH puede alterar los resultados de una citología y, si es persistente, causar lesiones en el cérvix y, a largo plazo, cáncer. Este, en ocasiones, tarda hasta veinte años en desarrollarse, caso común en mujeres con múltiples parejas, fumadoras o con un sistema inmunitario débil.

Me ha dicho un pajarito que te vas a hacer una analítica para descartar alguna ETS. ¡Qué divertido!

SHOSHANNA, en *Girls*

TRICOMONIASIS

¡Cuidado con lo que tocas! A diferencia de las otras ETS, esta puede contagiarse tocando objetos como un vibrador. Los hombres y las mujeres también la transmiten. Los síntomas incluyen flujo vaginal abundante y con burbujas, maloliente y verdoso, con picazón y ardor, micción frecuente, relaciones sexuales dolorosas y sangrado posterior al coito.

QUÉ HACER

ANÁLISIS. Exploración física y analítica del flujo vaginal.

TRATAMIENTO. Antibióticos orales. Evitar las relaciones sexuales durante al menos una semana después de que la pareja finalice el tratamiento.

LADILLAS

Una paciente con ladillas vino a verme afirmando que su perro le había contagiado las pulgas. «¡Tengo el pubis lleno de bichitos negros!», me dijo. Tuve que darle la noticia: «La culpa no es del perro».

Normalmente se transmiten por contacto sexual, pero esos bichitos no son muy melindrosos. Están en la ropa, en las sábanas y en las toallas. Las ladillas son pequeñas, redondas y ponen sus huevos en el vello púbico.

APUNTE. Se calcula que todos los años se producen 19 millones de contagios de ETS. Casi la mitad de los nuevos infectados tienen entre 15 y 24 años.

Sabrás que las tienes porque no podrás dejar de rascarte.

QUÉ HACER

ANÁLISIS. Exploración en busca de ladillas, que son unos insectos negros diminutos que se mueven mucho.

TRATAMIENTO. Champú o loción específica para su eliminación. Debe usarlo también la pareja. Es preciso lavar toda la ropa, incluidas toallas y sábanas, con agua caliente y secarla en una secadora o lavarla en seco. Los objetos que no puedan lavarse deben sellarse en una bolsa de plástico durante tres semanas.

SÍFILIS

Es una enfermedad antigua, pero que sigue entre nosotros. Tiene distintas fases. En la inicial aparece un chancro (una llaga no dolorosa genital u oral). Si no se trata, entre 2 y 12 semanas después, le sigue una erupción en las manos y los pies, y luego problemas cardíacos y neurológicos (entre otros) que pueden aparecer un año después de la infección ¡o incluso veinte años después! ¡OJO! En algunos casos no se aprecian síntomas. El riesgo de sufrir sífilis es alto en aquellas mujeres que han tenido múltiples parejas sexuales. La enfermedad se puede transmitir al feto a través de la placenta. Hazte un análisis.

QUÉ HACER

ANÁLISIS. Un análisis de sangre diagnosticará la enfermedad.

TRATAMIENTO. Los antibióticos pueden detener la enfermedad en la primera fase.

HE MANTENIDO RELACIONES SEXUALES CON UNA PERSONA QUE TIENE UNA ETS. ¿QUÉ PUEDO HACER?

- Acude a tu médico, él decidirá qué pruebas y tratamientos conviene hacer.

- No te asustes. En la mayoría de los casos, el riesgo de contagio es bajo. Que tu pareja la tenga no significa que tú la tengas también.

LA MEJOR MANERA DE PREVENIR EL CONTAGIO DE UNA ETS

- ¡Practica el sexo seguro! ¡Hazte análisis! ¡Usa condones! ¡Ponte vacunas! ¡Infórmate!

- Usa condones de látex. Reducen el riesgo de contagio. Si eres alérgica, evítalos. (Los condones con espermicida pueden aumentar el riesgo de infecciones del tracto urinario y las infecciones vaginales, y pueden ser irritantes para algunas mujeres.)

- Usa un condón nuevo para cada relación.

- El preservativo femenino se puede adquirir sin receta y protege contra las ETS. Debes cambiártelo cada vez que tengas una relación sexual. No se usan mucho porque son incómodos, ruidosos durante el coito y caros. Las últimas innovaciones lo han mejorado mucho, pero siguen siendo caros. No debes usar un preservativo femenino con un condón masculino ni durante el sexo anal.

- No uses lubricantes de base aceitosa, como aceite para bebé, hidratantes corporales, aceites comestibles, nata montada, alcohol de masajes, aceites bronceadores, aceites minerales o vaselina con condones de látex. Usa siempre lubricantes hidrosolubles. También puedes usar glicerina.

- Hay vacunas para prevenir el VPH, así como para la hepatitis A y B.

- La profilaxis postexposición a estas enfermedades varía. Inmunodepresores para el herpes, inmunoglobulina para la hepatitis B, tratamiento antirretroviral para el VIH y tratamiento inmediato después de una violación sexual.

- La circuncisión es una operación con la que se extirpa parte del prepucio y se suele hacer durante los primeros diez días de vida. Las mujeres que mantienen relaciones sexuales con hombres circuncidados tienen un riesgo menor de contraer ETS como el VIH, el VPH o el cáncer cervical. Ahí queda eso...

- Es importante modificar comportamientos. Consumir alcohol o drogas puede llevar a tomar riesgos innecesarios. Mantener relaciones sexuales con múltiples parejas, con desconocidos por ejemplo, es una práctica que aumenta el riesgo de contraer una ETS.

- Si tienes una ETS, informa a tu pareja para prevenir la transmisión y ayudar al tratamiento.

HEPATITIS

Cuida tu hígado y vivirás más, nos asegura el dicho. Por desgracia, la hepatitis es una enfermedad hepática. La B y la C se pueden transmitir con los fluidos corporales que se intercambian durante el sexo; si se comparten agujas al hacerse un tatuaje, un piercing, acupuntura o inyectarse drogas; también si se comparten cepillos de dientes o cuchillas de afeitar (debido al contacto con la sangre, aunque sea con una porción microscópica). Se transmiten, además, de la madre al feto. Las mujeres con hepatitis B o C pueden amamantar a su hijo o estornudar y toser cerca de otras personas sin peligro. Aunque el virus de la hepatitis B se encuentra en la saliva, al parecer no se transmite de esa forma. La hepatitis B presenta una sintomatología inicial similar a la de la gripe. Algunos enfermos sufren de icteria. De cada veinte infectados, uno desarrollará una infección crónica y un daño hepático grave. La hepatitis C no presenta sintomatología y, si lo hace, es muy sutil.

QUÉ HACER

ANÁLISIS. Un análisis de sangre.

TRATAMIENTO. Una mezcla de antivirales para combatir el virus.

PARA QUE LO SEPAS. El virus de la hepatitis A se encuentra en las heces de los infectados y se puede transmitir por una mala higiene. No está considerada una ETS.

VIH (VIRUS DE LA INMUNODEFICIENCIA HUMANA)

El VIH no supone una sentencia de muerte inmediata. Sí, afecta al sistema inmunitario y los contagiados tienen problemas para luchar contra las infecciones o el cáncer, pero hay medicamentos que ayudan a mantenerlo a raya y a seguir viviendo durante muchos años con unas buenas condiciones de vida. Sin embargo, no es algo deseable. Te puedes contagiar si la sangre u otro fluido corporal como el semen entra en tu cuerpo. El virus se puede transmitir durante el embarazo, el parto y la lactancia. La medicación reduce el riesgo. Existe un nuevo tratamiento profiláctico que se administra diariamente para evitar el contagio. Los primeros síntomas de la infección son una reacción similar a la de la gripe, ganglios inflamados y erupción cutánea. Después se pueden desarrollar infecciones de pulmón, cerebro, ojos y boca, a medida que se debilita el sistema inmunitario. El sida (síndrome de inmunodeficiencia adquirida) es la última fase de la infección por VIH.

QUÉ HACER

ANÁLISIS. El diagnóstico se hace con una analítica de sangre o saliva.

TRATAMIENTO. Antivirales y medicamentos para prevenir o tratar infecciones posteriores.

T

DE TRATADO DE JUGUETES

Lo que puedes meter
en tu cama y demás

Vibradores, esposas acolchadas, látigos
elegantes, pinzas para pezones, condones con
figuras, masajeadores, aplicaciones eróticas y
anillos para el pene... Amigas mías, hay un
montón de juguetes sexuales y los usamos.
Muchas mujeres cuentan historias de
apasionadas sesiones orgásmicas con aparatos
a pilas. Aunque los juguetes sexuales también
pueden ser... ¿Cómo decirlo? Un tema
espinoso... sobre todo para los hombres, que
a veces tienen la ridícula impresión de que si una
mujer saca un vibrador con orejas de conejo le
está diciendo que su pene no es gran cosa.
Bueno, como aseguran las mujeres que los
usan, nada más lejos de la electrizante verdad.
Los juguetes sexuales sirven para mejorar la

El mejor sexo de mi vida ha sido con mi vibrador.

EVA LONGORIA

experiencia. Y, además de esa estupenda ayuda, pueden tener un beneficio médico. ¿Cómo? Está comprobado que el aumento del riego sanguíneo a la vagina la mantiene joven y saludable. Claro que, como toda mujer sabe, nada se puede comparar al tacto de lo real. Eso no significa que una cosa niegue la otra... ¡menos mal! Así que, sin perder esto de vista, vamos a explorar lo que hay en el mundo de los juguetes y a hablar de las diferentes formas de jugar.

ME APETECE COMPRAR UN JUGUETE, PERO LA VERDAD ES QUE NO DIFERENCIO ENTRE UN CONSOLADOR Y UN VIBRADOR. ¿QUÉ ME CONVIENE MÁS?

Te lo cuento. Básicamente un vibrador es un aparato a pilas o enchufado a la corriente (no es lo más recomendable) que vibra o se mueve. Su uso principal es la estimulación externa. Así que si buscas un poco de acción en el clítoris (que la mayoría necesitamos para tener el orgasmo), el vibrador es tu mejor opción. Hay varios tipos que igual te interesan:

- El huevo o la bala vibradora tiene control de velocidad y lo puedes usar sola o acompañada. Cabe sin problemas entre los dos.

- El modelo manos libres se sujeta con unas cintas que parecen unas bragas. También existe un modelo con Bluetooth y app de móvil que hace furor. Es muy atractivo para parejas calenturientas que pasan mucho tiempo separados o que viajan a menudo.

- El masajeador corporal se puede usar en el cuerpo o en el clítoris. Nota: son bastante potentes y se suelen recomendar a mujeres que quieren un orgasmo por primera vez. ¡Sacad la artillería!

El consolador es una opción estupenda si quieres experimentar la penetración. Parece un pene, no suele vibrar y se puede usar vaginal o analmente. (Si te gusta el juego anal, asegúrate de que el consolador tiene una base para que no entre hasta donde no se quiere.) Los consoladores pueden estar sueltos o sujetarse con un arnés. Los que llevan arnés se hacen en muchos estilos, con la posibilidad de variar el ajuste del arnés o del consolador en sí. Se usan para penetrar a tu pareja, hombre o mujer. A veces cuentan con accesorios para mejorar la estimulación de quien lleva el arnés y de su pareja. A la hora de escoger un consolador, piensa en la longitud y el grosor deseados.

¡Ojalá la vida fuera tan sencilla! Si quieres estimulación del punto G, busca un juguete con forma fálica y la punta curvada. Para lo mejor de ambos mundos, prueba el famosísimo Conejo. Es un dos en uno: la base giratoria ofrece el placer de la penetración mientras que las «orejas de conejo» vibratorias estimulan el clítoris.

En los años cincuenta, solo el 11 % de las mujeres que participaron en el pionero estudio del investigador sexual Alfred Kinsey dijeron usar juguetes como vibradores o chorros de agua (la alcachofa de la ducha) mientras se masturbaban. ¿Era verdad, o es que al 89 % de las damas le daba vergüenza sincerarse? ¿Qué te parece?

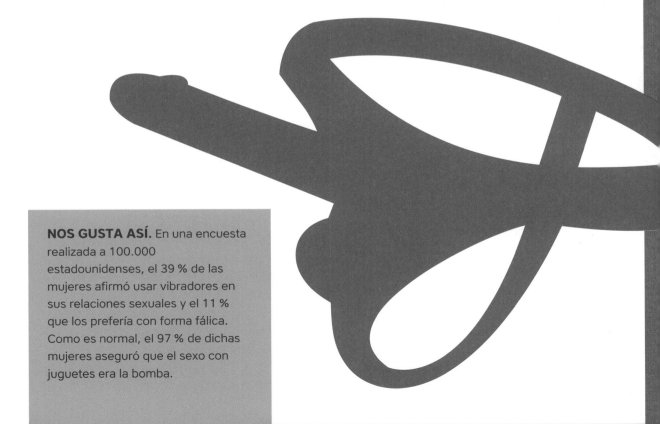

NOS GUSTA ASÍ. En una encuesta realizada a 100.000 estadounidenses, el 39 % de las mujeres afirmó usar vibradores en sus relaciones sexuales y el 11 % que los prefería con forma fálica. Como es normal, el 97 % de dichas mujeres aseguró que el sexo con juguetes era la bomba.

MI CHICO QUIERE EXPERIMENTAR CON JUGUETES. ¿ALGUNA IDEA?

Claro. Uno de los juguetes sexuales masculinos más afamados y aclamados es el anillo para el pene. Se coloca en la base del pene y restringe el flujo sanguíneo. Igual te parece una tortura, pero, créeme, a los tíos les pone mucho. Te comento el motivo: aumenta la sensibilidad y también favorece una erección más firme y duradera. ¿Y dicen que es un juguete masculino? Hay unos que están hechos con material blando, como cuero o nailon, y se cierran. También hay anillos cerrados sin cierre, de material maleable o de metal. Pero recuerda que puede costar más quitar este tipo de anillos y que no son para principiantes. En cuanto a principiantes: no te acerques a nada metálico.

¿Quieres compartir el placer? Escoge un anillo de goma rugosa para él con una bala vibradora para ti.

ESTOY HARTA DE MIS JUGUETES VIEJOS Y QUIERO EXPERIMENTAR CON OTROS NUEVOS. ¿ME SUGIERES ALGUNO?

Mmm, ¿por dónde empezar? Pues por aquí:

HITACHI MAGIC WAND. No es para los débiles ni para los novatos en cuestión de vibradores. Con sus dos velocidades y su potencia, estimula intensamente y es muy satisfactorio (con razón a veces lo llaman la «varita mágica»), así que si

APUNTE. En 1999, William H. Prior Jr., ayudante del fiscal de Alabama, en un caso relativo a juguetes sexuales, dijo: «No existe el derecho fundamental a que una persona compre aparatos para tener un orgasmo». Un juzgado de apelación federal mantuvo la prohibición de vender juguetes sexuales el Día de los Enamorados en 2007.

te gustan los juguetes vigorosos, te encantará lo bien que va el motor. Con sus 30 cm de longitud y su cabezal esponjoso de 5 cm de diámetro, el tamaño no te decepcionará. El cuello es firme pero flexible, así que puedes masajear los puntos más inaccesibles (¡solo uso externo!). Para tu absoluta satisfacción tienes la velocidad rápida (6.000 rpm) o lenta (5.000 rpm), y la posibilidad de enchufarlo a la corriente permite el uso constante y durante mucho tiempo. Si eres osada, compra los accesorios para el Hitachi (que se pueden usar vaginalmente) y obtendrás el máximo placer.

EL BIG O. Si buscas un vibrador con más grosor, es el tuyo. Es aterciopelado, firme pero flexible, y muy largo y grueso. Como pasa con la mayoría de vibradores del tipo Conejo, el tronco gira, pero con la opción de que las orejas también giren, y además se puede usar en el agua. La maravillosa textura aterciopelada hará que necesites un poco de lubricante. Suena bastante al vibrar y hay tres velocidades distintas que tienes que tomártelas con calma. Incluso al mínimo es bastante potente.

WE-VIBE. Es uno de los mejores juguetes para parejas del mercado. Además de que su diseño y su calidad son excelentes, funciona sin cables ni pilas. El nuevo modelo es flexible y muy fácil de limpiar, y tiene la ventaja de los botones multifunción que no solo encienden y apagan el aparato, sino que te guían a través de siete velocidades de pulsaciones y de vibraciones. El vibrador del punto G encaja a la perfección internamente y el estimulador del clítoris flexible se curva con comodidad para hacer su función. Esa vibración obra maravillas sola, pero se lleva la palma cuando se usa en pareja. También existe un modelo con una app Bluetooth para el juego a distancia.

LOVEHONEY SQWEEL. Es lo más para imitar el sexo oral. A lo mejor no parece que vaya a provocarte el orgasmo del siglo (ni vibra ni se le puede dar uso interno), pero las apariencias engañan y eso se demuestra probándolo. Tiene diez lenguas sintéticas que rotan con tres velocidades posibles (baja, media y alta). Incluso al mínimo te sorprenderá lo realistas que son las lenguas mientras el Sqweel recrea el sexo oral. Si te aplicas bastante lubricación, te costará diferenciar el Sqweel de una lengua real. No solo es silencioso, sino que si lo colocas bien, no necesitarás sujetarlo.

ANÁLISIS DEL VIBRADOR

Hay un montón de vibradores distintos para masajes o para placer sexual, para ti o para tu pareja. Los hay de distintos tamaños, formas y materiales, y pueden ser con mando a distancia, para el clítoris, para el punto G y también resistentes al agua. Pueden ir a pilas o cargarse en un enchufe. Para algunas mujeres de ellos depende tener un orgasmo o no tenerlo. Un dato que conviene recordar: el 60 % de la población femenina no alcanzará el orgasmo solo con la penetración.

COSMOSUTRA. Si eres nueva en el sadomasoquismo, la versión ligera del Cosmosutra es la forma perfecta de añadirle vidilla a los juegos de cama. El paquete desprende sensualidad y lujo. Las ataduras son suaves y las ligaduras para muñecas y tobillos están forradas de un material aterciopelado muy delicado. También lleva un anillo con plumas que, cuando estés atada y vendada, te volverá loca de remate. Las ataduras pueden ser un poco complicadas, pero, cuando le cojas el tranquillo, habrás amarrado bien a tu anhelante «víctima».

APUNTE. La industria de los juguetes sexuales tiene un valor mundial de 15 mil millones de dólares, con un crecimiento anual del 30 %. El 70 % de los juguetes se fabrica en China.

¿QUÉ PUEDO DECIR? ¡ADELANTE! ¡POR PRESCRIPCIÓN MÉDICA!

Tal vez un ginecólogo te recete un vibrador, no solo por placer, sino por motivos médicos. Un vibrador puede aumentar el flujo sanguíneo a los genitales en mujeres que sufren atrofia vaginal por la menopausia o la falta de uso.

Ahora que estás convencida, tienes que elegir el que más te guste. Puedes escoger un minivibrador discreto, excelente para la estimulación del clítoris. O uno que te quepa en la palma de la mano o se acople a un dedo. Hay vibradores para el clítoris bastante grandes con forma de copa que abarcan el clítoris y los labios, y que estimulan el tejido vulvar y vaginal. O los vibradores de tamaño medio con forma alargada para la estimulación vaginal o del punto G. Las mujeres más voluptuosas prefieren este tipo porque son más fáciles de usar.

Las de mayor edad necesitan más potencia de vibración y más tiempo. Por ese motivo los que se recargan o se usan enchufados tal vez les resulten más cómodos que los que funcionan a pilas.

P: ¿El mayor número de orgasmos seguidos de una afortunada?
R: 134 en una hora.
Kinsey Report

¡QUIERO COMPRARME MI PRIMER VIBRADOR! ME ASUSTA UN POCO. ¿POR DÓNDE EMPIEZO?

Si es el primero, empieza por uno diseñado para la estimulación del clítoris y de los labios. Ayudan a mejorar la circulación sanguínea y a mantener los tejidos vulvares sensibles y predispuestos al sexo cuando tú lo estés. Lee atentamente las instrucciones. Luego dedícale tiempo para conocerlo como si fuera un nuevo amigo. Mira qué clase de pilas usa. Comprueba que esté cargado a tope. Y juguetea. Toca los botones y los interruptores, las velocidades y las funciones. Si no es resistente al agua, cuidado con arrimarlo a una gota. Tenlo presente...

¿NO SON CAROS ESTOS JUGUETES?

En fin, pueden serlo, sí. Según un artículo reciente del *New York Times*, lo mejorcito en juguetes sexuales, el Inez de LELO, se vende por... ¡la friolera de 13.500 dólares! Tiene un motor casi silencioso en un cuerpo de oro de 18 quilates o de acero inoxidable. Pero ¡no hace falta que te arruines! Puedes comprar juguetes muy prácticos por 19,99 dólares (el Allure) o por 39,99 dólares (el Tri-phoria). Hay juguetes de rango medio que se venden en la farmacia u online. Pero si eres de las que se ajustan al presupuesto, puedes usar cosas que tengas en casa. Ya sabes lo que dicen de que la creatividad es la madre de la inventiva. Por ejemplo:

EL MÓVIL. Ponlo en vibración y os dará mucho gustito a tu chico y a ti en los puntos sensibles. O ponedlo en modo cámara y grabad una peli erótica.

LIMPIA Y GUARDA BIEN TUS JUGUETES

- Lee las instrucciones antes de usarlo.
- Evita materiales que puedan provocarte alergias (como el látex si eres alérgica).
- Lava los juguetes con jabón antibacteriano y agua caliente antes y después de cada uso y deja que se sequen por completo.
- Si tu juguete es poroso (como los de goma o piel sintética) y es más difícil de limpiar que otros no porosos (como los de silicona), o si vas a usarlo vaginalmente después de un uso anal, cúbrelo con un condón cada vez que lo uses para asegurarte de que está limpio.
- No use para la penetracións objetos raros que no estén diseñados para ello ni se vendan como juguetes sexuales seguros.
- No juegues con agresividad. Podrías provocar heridas. Recuerda que quieres complacer a tu preciosa vagina, no dañarla. Si tienes heridas, por el amor de Dios, no te avergüences. Ve a tu médico enseguida. Es probable que haya visto cosas peores.
- Si usas lubricación, asegúrate de que sea compatible con tu juguete. Por ejemplo, la lubricación de silicona no se debería usar con juguetes de silicona.

HORQUILLAS. Usa el extremo puntiagudo para trazar círculos alrededor de los pezones de tu pareja sin llegar a tocarlos. A medida que te acerques a sus pezones, su excitación aumentará y tendrá una erección. Luego sube las apuestas y usa las horquillas como pequeñas pinzas para los pezones.

BRAGAS. Átale tus bragas de encaje en la base del pene. La ligera estrangulación le ayudará a mantener una erección más firme y, cuando llegue al orgasmo, será más intenso.

ME GUSTAN LOS JUEGOS DE ROL CON MI PAREJA Y USAR MIS JUGUETES PARA DARLES VIDILLA… ¿ES RARO?

¿Raro? Qué va. ¿Sensato? En fin, claro… siempre que tomes precauciones. Ya estés jugando a criada/criado, jefa/subordinado, ama/esclavo, científica loca/víctima, stripper/cliente, doctora/paciente, poli/chica mala o al dúo (¡o trío!) que se te ocurra, los objetos como esposas, látigos, pinzas para los pezones y consoladores hay que manejarlos con cuidado. No hagas nada peligroso, sobre todo con objetos extraños de por medio. No te olvides de acordar una «palabra de seguridad» para detener la acción de inmediato si alguno cree que la cosa ha llegado demasiado lejos. Lee las instrucciones antes de usar cualquier juguete… y síguelas. Ahora, adelante, diviértete.

¡Uf! Estoy tan tranquila dando vueltas cuando, de repente, me estoy meando encima. Salgo corriendo de la tienda como una loca y entro en el servicio de la cafetería más cercana. La orina me quema como agua hirviendo y no sé si voy a morir del dolor… o de la vergüenza por gemir en voz alta.

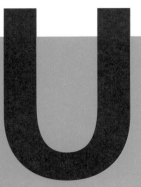

U

DE LA URETRA Y COMPAÑÍA

Infecciones, problemas
y demás

¿QUÉ ES UNA INFECCIÓN DEL TRACTO URINARIO?

El tracto urinario se compone de los riñones, los uréteres, la vejiga y la uretra. Una infección del tracto urinario (ITU) es solo... una infección. Al igual que pasa con la manicura, es más cosa de mujeres. Pero no se trata de un problema cosmético, es biológico. Nuestra uretra es corta y las bacterias llegan ahí con facilidad. Además, está cerca del recto, donde hay muchas bacterias. La mayoría de las infecciones son de la vejiga (cistitis) o de la uretra (uretritis). La infección suele provocar dolor, pero lo bueno es que se trata sin problemas. De vez en cuando, las bacterias pueden ir desde la vejiga hasta los riñones y causar una infección más grave llamada pielonefritis. Pero mejor no pensar en eso.

¿HAY SÍNTOMAS?

¡Claro! Y muchas papeletas de que, si tienes una infección del tracto urinario, lo notes. A veces el médico sabe el diagnóstico con solo oírte describir cómo empezó y cómo te sientes en ese momento.

SÍNTOMAS HABITUALES

- Dolor o escozor al orinar.
- Sensación de incontinencia o necesidad de orinar con frecuencia y sin pérdida de tiempo.
- Cambio en el aspecto de la orina, ya sea rojiza (con sangre) o blanquecina (con pus).
- Dolor o presión en la parte baja de la zona pélvica o en el hueso púbico.
- Micción escasa aunque tengas muchas ganas.

OTROS SÍNTOMAS

- Agotamiento y debilidad.
- Pesadez en el bajo vientre hasta llegar a sentir opresión en la zona.
- Dolor de espalda o dolor en uno de los costados a media espalda (a la altura de los riñones).
- Aunque no es habitual si la infección es del tracto urinario inferior (uretra o vejiga), puedes tener fiebre, sobre todo si la infección se traslada a los riñones o la sangre. También puedes tener escalofríos, náuseas y vómitos. La orina puede contener sangre, lo que indica que la infección ya se ha extendido. Si padeces alguno de estos síntomas, no esperes ni un nanosegundo. ¡Necesitas atención médica inmediata!

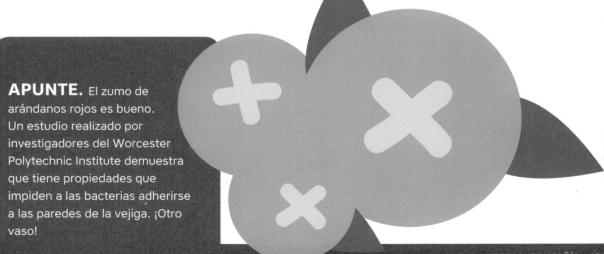

APUNTE. El zumo de arándanos rojos es bueno. Un estudio realizado por investigadores del Worcester Polytechnic Institute demuestra que tiene propiedades que impiden a las bacterias adherirse a las paredes de la vejiga. ¡Otro vaso!

¿QUÉ PROVOCA UNA ITU?

Las ITU pueden producirse por practicar el sexo con mucha frecuencia... o lo que viene a ser un atracón de algo bueno. Las bacterias cerca de la vagina pueden llegar a la uretra y a la vejiga por el contacto con el pene, los dedos o varios objetos. Cyndi Lauper nos cantó en su famosa canción que «las chicas solo queremos divertirnos», y si eso implica mucho sexo (sobre todo después de una época de sequía), seguramente acabes con infección. Con razón se la conoce como «cistitis de la luna de miel». Y toma nota: «hacer lo correcto» como usar espermicidas, diafragma o esponja puede contribuir a la recurrencia de la ITU.

Pero no siempre podemos echarle la culpa de la ITU a un maratón de polvos. Hay más causas. Cuando la vejiga no se vacía por completo (por una piedra en el riñón, por ejemplo), o hay problemas en los nervios o en los músculos pélvicos, también se producen infecciones. Las mujeres con diabetes, obesidad o la enfermedad de células falciformes tienen más riegos. Y la menopausia aumenta el riesgo porque el tejido que rodea la uretra se vuelve más delicado. Las mujeres con prolapso genital (relajación del útero, la vejiga o el recto) tienden a tener ITU porque la higiene y el vaciado de la vejiga pueden suponer un problema. También se puede sufrir durante el embarazo y son más comunes en aquellas mujeres que han tenido varios hijos.

TOMA CHASCO. Es muy probable que ya hayas tenido una ITU aunque no fueras al médico ni te la diagnosticaran. Una de cada cinco mujeres desarrolla una infección a lo largo de la vida, y son todavía más numerosas las que padecen más de una.

¿CÓMO SABER SI REALMENTE ES UNA ITU ?

Aunque tengas ganas de quedarte en casa (o esconderte debajo de una piedra), vas a tener que ir al médico y entregar una muestra de orina. Allí usarán una tira reactiva, una forma rápida y barata de detectar la infección, pero no efectiva al cien por cien. También hay analíticas de orina, que buscan sangre y bacterias, y un cultivo de orina que detecta e identifica las bacterias para diagnosticar la infección. Si hay bacterias, se harán más pruebas para saber qué antibiótico es el más adecuado.

Si tienes una ITU recurrente o resistente, tu médico a lo mejor te manda más pruebas como una tomografía, una cistoscopia (se usa un pequeño telescopio para ver el interior de la vejiga) o un VPI (rayos X del tracto urinario con una tinta especial inyectada en el cuerpo).

¡UF, NO QUIERO PILLAR OTRA ITU EN LA VIDA! ¿QUÉ PUEDO HACER PARA EVITARLO?

¿Nunca te han dicho que no hay garantías en esta vida? Pues lo mismo pasa con las ITU. Pero puedes reducir la probabilidad de sufrir una haciendo lo siguiente:

- Sécate de delante hacia atrás después de orinar o evacuar, y lava la zona anal y genital cuando te bañes.

- Evita las duchas vaginales, los desodorantes y los salvaslips perfumados.

- Usa bragas de algodón.

- Bebe zumo de arándanos rojos sin azúcar o toma su extracto en pastillas a diario.

- Orina siempre antes y después del coito.

- Lávate después del coito.

- Bebe mucha agua.

- Evita el uso de espermicidas, el diafragma o la esponja si sufres de ITU.

- Plantéate un tratamiento hormonal sustitutivo de estrógenos tópicos vaginales o vulvares si tienes la menopausia y problemas con las ITU.

¡MÉTODO INFALIBLE PARA ORINAR EN UN VASO!

Cuando estás en la consulta y el médico te pide una muestra de orina:

1. Abre el vaso estéril sin tocar el interior.
2. Sepárate los labios con los dedos.
3. Límpiate tres veces desde delante hacia atrás con toallitas antisépticas.
4. Suelta un chorrito de orina.
5. Luego llena el vaso.
6. Cierra el vaso sin tocar el interior.

APUNTE. ¿Cuán profundo es el océano? Bueno, quiero decir la vagina... Entre 8 y 15 cm.

¿CÓMO ME LIBRO DE UNA ITU?

Intenta curarte tú sola al principio. Hay varios medicamentos sin receta, como suplementos de arándanos rojos, para evitar o aliviar los síntomas. Tu médico también puede recetarte antibióticos orales sin necesidad de análisis si cree que el diagnóstico es claro. Es importante que termines el tratamiento de antibióticos, aunque te sientas como nueva. Si dejas de tomar el antibiótico antes de tiempo, la infección puede volver... en un pispás. Si ya tienes una infección grave, a lo mejor necesitas antibióticos intravenosos, hospitalización e intervención quirúrgica urológica. Ojalá que no te haga falta.

Ahora que hemos hablado de las infecciones más comunes, pasemos a otras tribulaciones urinarias y demás problemillas de vejiga. Y recuerda... **PUEDES HABLAR DE TODO CON TU MÉDICO POR ESCATOLÓGICO QUE TE PAREZCA.**

TU NUEVO MANTRA:
«Orina antes y después del coito. Om.»

TENGO UNA FUGA...

Tienes incontinencia y, aunque creas que eres la única del mundo con este problema, es algo muy habitual.

Hay cuatro tipos distintos, que se tratan y se sobrellevan de diferente forma. Algunos hasta se curan.

INCONTINENCIA POR ESFUERZO. Pérdidas de orina por tejido debilitado en la uretra o la vejiga. Se producen normalmente por la tos, la risa, los estornudos, el ejercicio o incluso andando. Es el tipo más habitual en mujeres jóvenes. Tienes más riesgo si sufres obesidad, tienes tejidos con debilidad congénita o has tenido varios partos vaginales con o sin fórceps.

INCONTINENCIA DE URGENCIA. También conocida como vejiga hiperactiva. Se da cuando los músculos de la vejiga se contraen demasiado a menudo y de forma autónoma. Suele provocar unas ganas irresistibles y repentinas de orinar, y antes de llegar al baño ya tienes pérdidas.

INCONTINENCIA POR REBOSAMIENTO. Sucede cuando la vejiga no se vacía totalmente.

VEJIGA HIPERACTIVA. Hay pérdidas de orina por culpa de contracciones involuntarias de la vejiga. Se suele tratar con medicación.

¿POR QUÉ A MÍ?

Hay varios motivos posibles:

- Las ITU pueden causar la pérdida de control de la vejiga. ¿La buena noticia? Dejarás de tener pérdidas cuando el antibiótico haga efecto.

- Algunos medicamentos, como los diuréticos, pueden provocar incontinencia; también los usados para controlar la tensión.

- Si tienes pólipos en la vejiga, piedras, fístulas (conexiones anómalas entre la vejiga y la vagina) o cáncer de vejiga, estos pueden hacerte orinar cuando no quieres.

- Tener tejidos y musculatura débiles en la zona pélvica debido al parto, el embarazo, la predisposición genética o la edad también provocan pérdidas de orina. La obesidad la empeora.

- Los efectos secundarios neuromusculares de la diabetes, un infarto o la esclerosis múltiple pueden provocar incontinencia.

¿CÓMO SÉ QUÉ ES LO QUE TENGO?

Hay varias formas de hacer el diagnóstico y a menudo se usará una combinación de los siguientes procedimientos:

- Tu médico estudiará tu historial clínico y te hará una revisión.

- Deberías llevar un diario con tus hábitos urinarios y anotar la dieta, la toma de líquidos y los incidentes urinarios nocturnos, detalles que compartirás con tu médico.

- Los análisis y los cultivos de orina son un procedimiento estándar.

- El estudio urodinámico medirá la función de tu uretra y tu vejiga.

- Se suele hacer una ecografía para descartar quistes pélvicos o residuos urinarios en la vejiga tras orinar.

- La cistoscopia permite al médico ver el interior de tu vejiga y tu uretra, y comprobar que no haya recrecimientos, bloqueos o problemas en la superficie.

- Tal vez sea buena idea consultarlo con un urólogo.

¿QUÉ TRATAMIENTOS HAY?

Para algunas mujeres con incontinencia urinaria unos simples cambios en sus hábitos, como llevar una compresa o no separarse mucho del baño, pueden ser aceptables. También se puede perder peso si fuera necesario, evitar la cafeína y el tabaco, reducir la ingesta de líquidos, orinar cada dos horas y hacer ejercicios de Kegel (véase más abajo). La biorretroalimentación, una terapia que monitoriza las funciones automáticas a fin de enseñarte a controlarlas conscientemente, también puede ser útil. Por ejemplo, los ejercicios de Kegel hechos con una máquina que controla la fuerza y la frecuencia de las contracciones musculares pueden enseñarte cosas en cuanto a progresos y eficacia. Para otras mujeres, la pérdida de orina, por pequeña que sea, es tan espantosa que buscan tratamiento. Los medicamentos que controlan la actividad de la vejiga son útiles en la incontinencia por urgencia. Un pesario, un pequeño objeto que se introduce en la vagina, puede corregir la relajación pélvica y controlar la incontinencia. También se pueden inyectar sustancias que aumenten el tejido que rodea la uretra débil para evitar pérdidas (algunos médicos usan bótox). Y, por último, la cirugía es la solución para muchas mujeres con incontinencia por esfuerzo.

LOS EJERCICIOS DE KEGEL SON LO MÁS

Estos ejercicios tonifican los músculos que rodean la uretra, la vagina y el recto. Un beneficio añadido es que ¡a mejor tonificación, mejor sexo!

1. Contrae los músculos para detener el flujo de orina.
2. Mantenlos así 10 segundos y luego relájalos.
3. Repite el ejercicio de 10 a 20 veces un mínimo de 3 veces al día.

NOTA: Puedes tardar semanas en ver mejoría en los síntomas.

LO MÁS DE LO MÁS

Lo nuevo en el mercado es Elvie. Es como un Fitbit para el suelo pélvico. No protestes. Es mucho mejor de lo que piensas. El dispositivo se introduce en la vagina y tiene una antena Bluetooth que sobresale. Cuando haces los ejercicios de Kegel, se registran en la app del móvil y consigues los imbatibles beneficios de la imbatible biorretroalimentación.

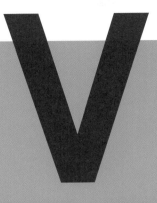

DE VAYA, VAYA

Enjoyados, piercings,
tintes y tatuajes

PIERCING VAGINAL

¿Te sorprende que no a todo el mundo le guste
que le atraviesen las cercanías de la vagina con
una aguja? Claro que si a ti sí, puedes hacerte un
piercing en cualquiera de estas zonas (o en todas):

CLÍTORIS O CAPUCHÓN DEL CLÍTORIS. Este
lugar se lleva el premio al más popular. ¿Por qué
es el preferido de la mayoría de las mujeres?
Bueno, muchas dicen que aumenta la sensibilidad
de la zona durante el coito. Si vas a hacerte un
piercing aquí, decídete por el capuchón en vez de
por el clítoris. ¿Por qué? Porque el clítoris es muy
sensible y el riesgo de sufrir dolor permanente
y daños en los nervios es grande.

LABIOS MAYORES O MENORES. Ni te lo plantees si los tuyos no son lo bastante gruesos para aguantar el peso de un piercing.

LO HE DECIDIDO, ¿AHORA QUÉ HAGO?

Lo primero, busca un buen profesional que tenga mucha experiencia con piercings genitales. Lo peor es que vaya a hacértelo alguien que sea un novato en estas lides. Antes de nada, debe limpiar la piel de la zona con un antiséptico. Después, atravesará la piel con una aguja catéter, normalmente de entre 2,2 y 1,7 mm de diámetro, y colocará el piercing que más te guste, una barra o un aro.

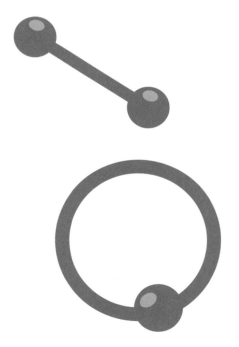

APUNTE. Aunque tengas las ganas y el valor de hacerte un piercing vaginal, tal vez no tengas la anatomía adecuada. Para ello, el capuchón del clítoris (piel que lo recubre) debe ser lo bastante grande para acomodar un piercing.

P.D.: Si quieres hacértelo en los labios mayores o menores también necesitas tener bastante piel.

¿Duele? Bueno, lo normal sería que si te atraviesan la piel de la zona más sensible del cuerpo te doliera un montón. Pero es un procedimiento muy rápido y las mujeres en general afirman que duele lo mismo que hacérselo en otras partes del cuerpo. La sanación depende del lugar donde esté el piercing y de los cuidados posteriores. Debes mantener la zona limpia y seca, y mover el piercing a menudo para que el tejido cicatrizante no se adhiera y lo inmovilice. El sentido común te dirá cuándo puedes meterte en la cama otra vez con tu pareja, pero lo normal es esperar un par de semanas. Dicho lo cual, un piercing genital tarda un mes o dos en sanar por completo.

> *Un tatuaje atrae y también repele precisamente porque es algo distinto.*
>
> Margo DeMello, autora de *Bodies of Inscription*

MINIMIZA LOS RIESGOS

Cada vez que te hacen un corte en el cuerpo, por minúsculo que sea, se crea una abertura y eso es justo lo que necesita una infección: una forma de penetrar. También creas una puerta de entrada a la posibilidad de contraer hepatitis B o C, tétanos e incluso VIH. En lo referente a los piercings vaginales, también puedes sufrir hemorragias, mala cicatrización, reacciones alérgicas o, lo peor de todo, daño en los nervios de la zona. Además, en vez de resultar más placentero, el sexo puede ser doloroso después de hacerte un piercing. Así que, antes de ponerte uno, proponte responder a todas las preguntas siguientes con un sí rotundo.

¿Vas a acudir a un profesional? ¿Te cerciorarás de que está certificado?

¿Visitarás el centro para ver las condiciones? ¿Comprobarás si utiliza guantes? ¿Si las agujas son esterilizadas y de un solo uso? ¿Preguntarás si limpia la zona del piercing a fondo con un antiséptico?

¿Y qué hay de ti? ¿Has descartado los piercings baratos, que provocan alergias, y has elegido uno que sea seguro, hecho de acero inoxidable, niobio o titanio?

Después de colocarte tu fantástico piercing, ¿vas a seguir a pies juntillas las recomendaciones higiénicas? ¿Te lavarás de forma regular con suero fisiológico? ¿Usarás un jabón antibacteriano y agua?

¿Llevarás ropa holgada? Lo mejor es que nada oprima esa zona, para que no cree fricción e irritación.

¿Estás dispuesta a darle un descanso de dos semanas al sexo?

Y cuando retomes tu vida sexual, ¿te lavarás esa zona con suero fisiológico o, si no es posible, con agua limpia?

¿Renunciarás a los baños en piscinas y en bañeras con agua caliente para evitar infecciones y que sane bien?

Si algo tiene mal aspecto o huele raro (supura líquido verdoso o huele mal), ¿irás al médico? Si está infectado, necesitarás antibiótico.

ENJOYADO

La primera vez que muchos de nosotros oímos este término (*vajazzling* en inglés) fue cuando Jennifer Love Hewitt le describió con pelos y señales a un incrédulo George Lopez que se estaba adornando sus preciosas partes femeninas con piedras preciosas. Enjoyarse la vagina es como una especie de manualidad para niñas, pero en vez de pegar las piedrecitas para hacerte una pulsera, un profesional te las fija en la zona púbica con un adhesivo similar al que se usa para las pestañas postizas. Más concretamente se pegan en la vulva, que debe estar libre de vello. (Es más seguro en esa zona porque no interfiere con el alivio de las necesidades fisiológicas y permite practicar el sexo de la forma tradicional.) El proceso es similar al de aplicar adhesivo corporal temporal en cualquier otra parte del cuerpo. Bueno, vale, es un poco diferente.

TATUAJES VAGINALES

Los tatuajes permanentes en la vulva pueden ser peligrosos, así que no los recomiendo. De hecho, ni siquiera hablaré de ellos salvo para suplicarte que no te hagas ninguno. (¡A veces puedo ser muy tajante!) No obstante, los tatuajes temporales son una alternativa divertida, y pueden hacértelos en un centro de estética. Primero tendrás que elegir el diseño de entre los disponibles, o puedes diseñar tu propio dibujo y llevárselo al profesional que vaya a atenderte. Después, tendrás que depilarte la zona para librarte del vello y dejar un buen lienzo. El tatuaje se hace con tintes vegetales o henna. No intentes hacértelo en casa. Suele durar unos siete días, durante los cuales debes evitar la fricción... lo que significa que tendrás que usar la imaginación con tu pareja y no llevar ropa interior.

VAMOS PEINANDO (Y TIÑENDO) CANAS

A lo mejor te ves un poco gris ahí abajo y quieres librarte de las canas. O tal vez te hayas puesto un tinte rubio en la cabeza porque te parece que las rubias se lo pasan mejor y ahora quieres conjuntar la alfombra con las cortinas. Sea cual sea el caso, cuidado si decides teñir el vello de tus partes íntimas. Puedes acabar aborreciendo el color y también existe el riesgo de que se te irrite la zona. Para curarte en salud usa tintes específicos. A menos que seas contorsionista, las cortinas y la alfombra no estarán nunca lo bastante cerca para que alguien note que no son exactamente del mismo tono.

CONSEJO. Aplícate un poco de vaselina para cubrirte la parte interna de la vulva. Asegúrate de cubrir las zonas sensibles para evitar posibles irritaciones en caso de que acaben cubiertas de tinte sin querer. No te apliques la vaselina sobre el vello púbico que quieras teñir.

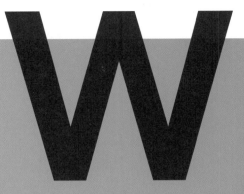

DE WIKIDEPILACIÓN

Todo lo que necesitas saber para
encremarla, rasurarla y ponerla guapa

LA CERA Y OTRAS FORMAS DE DEPILACIÓN

¿Crees que eres una adelantada por hacerte la
depilación integral? Pues va a ser que no, guapa.
Deshacerse del vello púbico no deseado viene
de lejos. Las mujeres indias se lo quitaban allá
por el 4.000 a.C. En el islam, esta tradición
centenaria se llama el acto de Sunan al-Fitrah.
Para las mujeres occidentales, es una moda
relativamente nueva... y seguramente debida
a nuestro idilio con los biquinis minúsculos.
Quitarse los pelos igual no es un paseo por el
parque, pero en la actualidad podemos elegir
el método y lograrlo.

LA CERA

Este método de depilación implica usar cera caliente o fría. Si vas a un centro de estética y te dan a elegir, escoge la caliente. Es más suave y se adhiere al vello púbico, no a la piel, una gran ventaja. Otra opción es la cera rápida. Es blanda y pegajosa, y se aplica con un rodillo. Aunque es un método rápido y fácil, el dolor aumenta porque hay más probabilidad de que se te pegue a la piel. También puedes probar con una técnica natural llamada «depilación caramelo». Respeta más la piel, pero se te pueden escapar pelos. Elijas lo que elijas, tendrás que volver. Bastan unas semanas para que el vello púbico salga de nuevo.

¡ALERTA LABIAL! ¡Algunas tribus africanas agrandan los labios hasta 18 cm dándose tirones y usando pesas!

CÓMO REDUCIR EL DOLOR DE LA DEPILACIÓN

NO TE PONGAS MORENA. No tomes el sol en esa zona durante las 24 horas previas y posteriores a la depilación, así evitarás que se te irrite la piel.

PROGRAMA BIEN TU CITA. El cuerpo asimila mejor el dolor cuando tienes las hormonas equilibradas, que es más o menos una semana después de la regla (como si hiciera falta que te lo diga).

NO TE CIÑAS. Ponte ropa holgada y cómoda que no te roce la piel del pubis recién depilado.

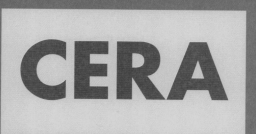

CERA

> *No hay nada, absolutamente nada, peor que la depilación integral. Bueno, el parto... tal vez.*

¡UF! LA CERA PUEDE SER PELIGROSA

Tal vez lo odies, pero el vello púbico tiene su razón de ser. Te ayuda a proteger el cuerpo, regula la temperatura y atrapa tu olor natural (las feromonas) que producimos en el sudor para atraer a los demás. Hacerte la cera te arranca literalmente una capa de protección. Puede llevarse trocitos de la capa externa de la piel y abrir un portal para la entrada de bacterias. Además, el proceso inflama la zona, lo que puede ayudar a que las bacterias se queden bajo la piel. Piensa: infecciones cutáneas (incluidas las de estafilococos), foliculitis y vellos enconados. Te pone los pelos como escarpias, ¿eh?

OTRAS FORMAS DE DESNUDARLO

PRODUCTOS QUÍMICOS. Usan un elemento químico para disolver el vello que luego se puede limpiar con facilidad. Los hay en crema, gel, roll-on y aerosol. La ventaja de este método es que es indoloro y funciona, y que estás depilada durante unas dos semanas. La desventaja, a algunas mujeres les causa irritación o sarpullido. Siempre es buena idea probarlo en una zona reducida. Además, muchos contienen azufre y apestan, así que tápate la nariz y úsalo en una zona bien ventilada.

REGLA DE ELIMINACIÓN. No uses estos productos sobre la piel inflamada o con heridas.

INTERNACIONALIZA TU DEPILACIÓN

AMERICANA. Algunas bellezas se quitan solo el vello púbico que se ve por fuera del bañador, así que la cantidad varía dependiendo del modelo. Para un biquini, implica el vello de la parte superior de los muslos y del bajo vientre. Es un estilo moderado que básicamente consiste en depilarse las ingles.

FRANCESA. ¡*Bonjour*, raya! Este tipo de depilación deja una tira de vello en la parte delantera, de 2 o 3 dedos de ancho sobre la vulva. Señala el camino correcto. También se conoce como «ingles brasileñas». En ocasiones también se elimina además el vello de los labios y del trasero.

BRASILEÑA. Aprieta los dientes y prepárate para depilar toda la zona pélvica... por delante y por detrás. Este método tan popular implica depilarse las nalgas y la zona que rodea el ano, así como la de la vulva. Las mujeres que se estremezcan al pensar en la depilación total pueden recortarse el vello de los labios. No lo intentes en casa.

> *Un hombre es capaz de dar la vida por su patria...*
> *pero jamás se depilará las ingles.*

RITA RUDNER

CONSEJOS PARA RASURARSE:

- Evitar la irritación y la foliculitis. Usa cuchillas nuevas y rasura siguiendo el crecimiento del vello. Lávate y luego aplícate crema de afeitar o jabón suave para hidratar la piel.

- Evitar vellos enconados. Exfóliate a menudo.

- Eliminar rozaduras o sarpullidos. Usa crema con un 1 % de hidrocortisona dos veces al día durante varios días. O prueba con cremas antibacterianas (como Bactroban). Ambas sin receta.

AFEITADO. Las cuchillas eliminan el vello justo por debajo de la piel y, si escoges este método, tendrás que practicarlo a menudo. Pero olvida los cuentos de viejas de que, si usas cuchilla, el vello te saldrá más fuerte. No es verdad, aunque sí es posible que el vello salga más basto. Ojo: el afeitado puede provocar irritación, enrojecimiento o heridas cutáneas que causen una infección (foliculitis).

ELECTRÓLISIS. Matar los folículos capilares con electricidad. Se supone que es algo permanente, pero hay algunos tipos de vello pertinaces que vuelven a crecer. De hecho, la electrólisis tiene muchas desventajas. Es cara, puede doler mucho y consume mucho tiempo. Algunos efectos secundarios son calambres, rojez, infección, cambios de pigmentación y cicatrices. Por si esto no bastara, puede provocar un brote de herpes.

NO LO INTENTES EN CASA. Hay dispositivos eléctricos de electrólisis para uso particular que más o menos copian los de uso profesional. Pueden ser dispositivos no adecuados para que los empleen personas inexpertas.

LÁSER. Este método usa luz pulsada para destruir el vello púbico. Son tratamientos seguros y efectivos si los lleva a cabo un experto. ¡Novedades! Todo tiene desventajas. El láser requiere múltiples sesiones y también mantenimiento. Es una buena opción si tienes mucho vello, pero es caro. La candidata ideal tendrá la piel clara y el pelo oscuro. El resto no tendremos tan buenos resultados. Los efectos secundarios son irritación, cambio de pigmentación, dolor, rojeces, ampollas y cicatrices. A veces puede aumentar el crecimiento del vello o cambiar su textura después del tratamiento.

SE PUEDE HABLAR DE TODO POR MÁS ESCATOLÓGICO QUE TE PAREZCA.

LA PACIENCIA TIENE RECOMPENSA. El vello no empieza a caerse hasta 10 o 14 días después de la electrólisis.

AL LADO DE MIS AMIGAS PAREZCO EL ESLABÓN PERDIDO. ¿POR QUÉ TENGO TANTO PELO?

Bueno, a lo mejor padeces hirsutismo o un crecimiento desmesurado del vello. Lo sufren entre el 5 y el 10 % de las mujeres en edad reproductiva. Los casos más leves se tratan con la depilación habitual. Pero, si tu caso es grave, igual necesitas intervención médica. Habla con tu médico, que decidirá si hay alguna dolencia, como el síndrome de ovarios poliquísticos, hiperplasia suprarrenal congénita o, rara vez, un tumor secretor de andrógenos que provoque el crecimiento de vello. Tranquila, la causa casi nunca es grave y solo se tratará si te molesta... que parece que sí.

¿PELADO O PELUDO?

Modas aparte, quiero pensar que eres capaz de decidir lo que sea mejor para ti, sin dejarte llevar por la tendencia del momento. Es cuestión de gusto personal. Claro que te afectan la cultura y las modas. Lo entiendo. Dicho lo cual, tengo que decirte una cosilla: un estudio publicado en el *American Journal of Obstetrics & Gynecology* informa de que como resultado de depilarse el vello púbico el 60 % de las mujeres que lo hacían desarrolló al menos una dolencia. ¿De qué se trataba? Infecciones, abscesos foliculares (por rasurarse) e infecciones bacterianas cutáneas, por nombrar algunas. Recuerda: el vello púbico es una defensa natural contra enfermedades de transmisión sexual. Quitarte el escudo de vello facilita la transmisión del molusco contagioso (infección cutánea), las verrugas genitales o el herpes.

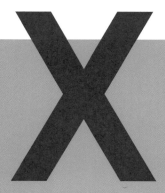

X

DE X... ESTÁS CLASIFICADA

Porno y demás material caliente
y placentero para tu vagina

Casi todas las mujeres que conozco prefier
en que el repartidor de UPS les lleve un paquete
que no es el suyo cuando llama a su puerta.
Pero, en fin, para gustos los colores. Y hay
gustos para todos: porno duro, blando, hetero,
lésbico, bi... ¿Prefieres parejas? ¿Tríos?
¿Grupos? ¿Arriba? ¿Abajo? ¿Vainilla o BDSM?
Suaves azotes, disciplina severa, látex, disfraces
o juegos divertidos. Que no se te olvide el sexo
cibernético, el sexo por cámara web, el sexo
telefónico, el sexo por mensajes...

Tal como nos recuerda John Lennon:
«Lo que te ayude a pasar la noche vale».

Ojo: sí, todo vale, siempre y cuando sea
SEGURO.

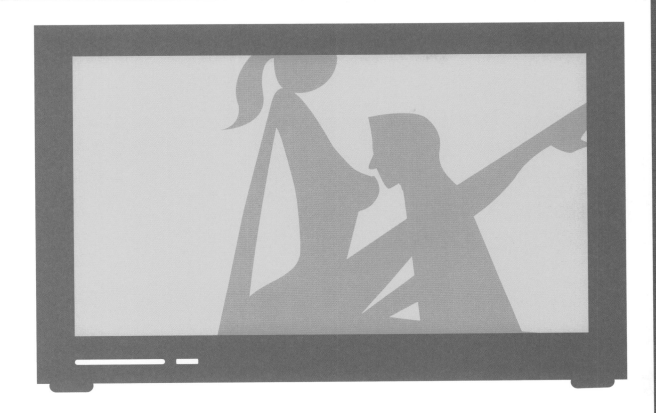

ME ENCANTA EL PORNO, PERO MI NOVIO DICE QUE SOY RARA Y QUE ESO ES COSA DE HOMBRES. ¿LO SOY?

Tu pareja tendrá razón en muchas cosas, pero, amiga mía, en esto se equivoca. Porque… **LAS MUJERES REALIZAN UN TERCIO DE LAS VISITAS A PÁGINAS PORNO.**

De hecho, y según las estadísticas, el 13 % de las mujeres admite acceder a contenido porno en el trabajo. Algunos términos de búsqueda, como la palabra «sexo», no arrojan resultados dispares, pero con otros términos hay mucha diferencia entre hombres y mujeres. Por ejemplo, los hombres hacen el 97 % de las búsquedas de «porno gratis». Qué sorpresa.

¿Más pruebas que enseñarle a tu suspicaz pareja? En un estudio llevado a cabo en la MacGill University durante el cual se monitorizaban los cambios de temperatura genital para cuantificar la excitación sexual, tanto hombres como mujeres se excitaban a los treinta segundos si se les enseñaban imágenes de contenido sexual. Los hombres normalmente tardaban 11 minutos en llegar al orgasmo, las mujeres, 12. ¿Un minuto de diferencia? Estadísticamente es irrelevante.

Al parecer las mujeres también somos más abiertas a ver contenido guarrillo. Los investigadores comprobaron que, al enseñarles imágenes de contenido gay, lésbico y hetero, los hombres se excitaban más rápido si miraban imágenes coherentes con su orientación sexual, mientras que a las mujeres les gustaba todo. O, al menos, a sus cuerpos.

> *Mi reacción al cine porno es la siguiente: después de los primeros diez minutos quiero irme a casa a hacerlo. Después de los veinte primeros minutos, no quiero hacerlo más en la vida.*
>
> ERICA JONG, escritora feminista

HE LEÍDO QUE EL PORNO CREA ADICCIÓN. ¿ME PUEDE PASAR?

SÍ... y no es agradable. Cerca del 17 % de las mujeres se describen como adictas al porno online, y, según las estadísticas, un tercio de los adictos al porno son mujeres. ¿Te parece una locura? Bueno, pues no tanto. Es fácil engancharse. Funciona así: el orgasmo libera una cantidad de dopamina y oxitocina que se compara con un chute de heroína. Los consumidores habituales de porno en internet afirman experimentar un efecto similar a un trance que no solo les hace olvidar el mundo exterior, sino que también les provoca una sensación de poder que les resulta difícil conseguir fuera del mundo virtual. El ordenador se convierte en su zona erógena y cuanto más tratan de dejar de pensar en el sexo, más recurrente se vuelve este. Al final, el cerebro aprende que el sexo es la única manera de lidiar con la ansiedad. La única diferencia entre hombres y mujeres es que estas se sienten más culpables. ¿A que esto no te pilla de sorpresa?

En resumen, ya seas hombre o mujer, si el porno interfiere en tus actividades diarias y en tus relaciones y eres incapaz de controlarlo, sufres de adicción. Deberías buscar ayuda.

NO USO PORNO PARA EXCITARME, ME GUSTA INTERPRETAR UN PAPEL. ¿ESO ES MALO?

Oye, ya está bien de usar la palabra «malo». Las fantasías sexuales te ayudan a meterte en otro papel y te liberan de las restricciones que te pones a ti misma en la vida diaria. Conllevan más preparación y más riesgos, pero la diferencia es palpable. ¿De doncella francesa? ¿Montar ponis? ¿Muñecas de goma? Oye, cualquier cosa es buena siempre que sea segura y que tu pareja esté de acuerdo, y que vuestros juegos no le hagan daño ni perjudiquen a nadie. Una regla que no debéis romper jamás: es preciso tener una «palabra segura» que detenga el juego enseguida y sin hacer preguntas.

¿ESTÁS DE COÑA? Mientras la economía caía en picado, una funcionaria de la Comisión de Bolsa y Valores de Estados Unidos intentó acceder a porno online desde el ordenador de su oficina casi 1800 veces en dos semanas, y tenía 600 imágenes de sexo explícito guardadas en su disco duro.

TRUCOS PARA RECREAR FANTASÍAS SEXUALES

Planéalo bien todo antes de entrar en acción. Algunas personas se ponen nerviosas por la idea de disfrazarse e interpretar un papel. La mejor manera de sentirse cómoda con este tipo de prácticas es prepararlas bien.

Hazte estas preguntas: ¿Quién quieres ser? ¿Cómo puedes llevarlo a cabo? ¿Qué te motiva? ¿Cuáles son los límites y las reglas?

BUSCA UNA FANTASÍA QUE TE EXCITE. Enfermera, policía, Lolita, ama de casa aburrida o dominatriz. Elige algo que conecte contigo.

LOS DETALLES SON ESENCIALES. Cuando imaginas una escena sexual, los puntos principales pueden bastar para excitarte, pero, cuantos más detalles añadas a la fantasía, más real será. Los detalles también pueden ser geniales para los momentos incómodos, cuando no sepas qué hacer a continuación.

PREPARA LOS DISFRACES Y LOS OBJETOS. Los adultos no jugamos tanto como deberíamos, y las fantasías sexuales nos permiten disfrazarnos y pasárnoslo bien. Una vez que hayas decidido quién quieres ser, piensa en formas de añadirle profundidad a tu personaje con la ropa y otros objetos.

DESCUBRE TU MOTIVACIÓN. Ahora que ya sabes quién eres, dónde estás y lo que llevas, ha llegado el momento de pensar en la personalidad de tu personaje. Analízalo. ¿Cuál es su motivación? ¿Qué excita a tu personaje? ¿Qué la saca de quicio o qué la pone a cien? ¿Eres dominante, sumisa o varías según el momento?

ESTABLECE LOS LÍMITES. Lo repetimos de nuevo: establecer las reglas y los límites con la persona o personas con las que vayas a poner en práctica una fantasía sexual es básico. Algunas de estas reglas deberían ser de sentido común y de cortesía, como no reírse de otra persona o no juzgar a los demás por ese momento. Otras reglas deben conllevar más reflexión y una buena comunicación con los demás.

USA LA MASTURBACIÓN PARA EXPLORAR LA FANTASÍA. Cuando pensamos en recrear fantasías sexuales con disfraces y demás, imaginamos que el momento implica al menos a dos personas. Pero la masturbación es el método más efectivo para explorar escenas sexuales. Cuando nos masturbamos, no censuramos nuestros pensamientos ni nuestras emociones. ¡Ponte a ello!

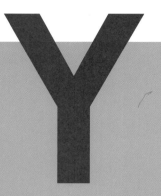

Y

DE ¡YUYU! Y ¡YUJU! PARA TU PIEL

¡Catálogo de irritaciones, inflamaciones, sarpullidos, reacciones alérgicas, vellos enconados y demás desdichas! Y cómo conseguir una vagina suave, elástica y sensual.

¿No tenemos ya bastante de lo que preocuparnos en cuanto a la piel? Arrugas, poros, patas de gallo, manchas, piel seca, puntos negros, espinillas... En fin, ya conoces la retahíla. Así que no debería sorprenderte saber que tu vagina puede ser un hervidero de desastres dermatológicos. Que igual «desastre» es pasarse. Dejémoslo en «condiciones desafortunadas» y vayamos a lo que pasa en la piel de tu vagina.

> *Para mí, la belleza es sentirte cómoda contigo misma.*
> *Eso o un lápiz de labios rojo.*
>
> GWYNETH PALTROW

ECCEMA

¿Pensabas que solo te salía en los codos? ¡Sorpresa! El eccema es una categoría que engloba un montón de cosas que irritan o inflaman la piel. El tipo más común de la vagina (y de cualquier otra parte del cuerpo) es la dermatitis atópica. Se suele heredar (culpa a tu madre) y es prima hermana de problemas inmunológicos como el asma o las alergias. Te cuesta respirar, ¿y encima te pica el asunto? Qué injusta es la vida. Las zonas afectadas tienen un aspecto seco, inflamado y descamado. No desesperes: el eccema no se contagia y hay cosas que te pueden ayudar.

TRATAMIENTOS. Medicación contra el picor, lociones hidratantes, cremas con corticoides y evitar los irritantes.

PREVENCIÓN. Intenta no sudar (¡suerte!) ni estresarte (¡ajá!), evita tejidos irritantes como la lana, así como jabones y detergentes abrasivos y factores externos que puedan desencadenar la reacción alérgica. Prueba también a cambiar la dieta, en especial deja el gluten y toma alimentos antiinflamatorios.

APUNTE. La vagina y el ojo son órganos que se limpian solos.

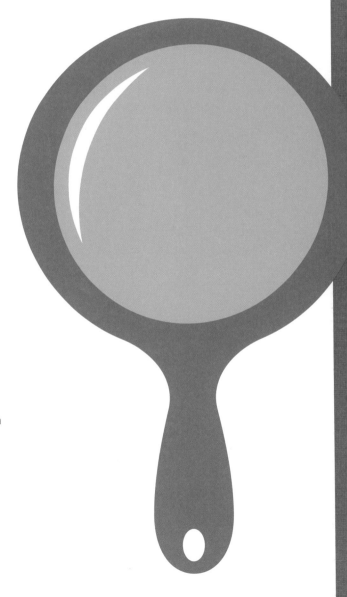

> *Aunque mis pacientes con eccema van al dermatólogo (algunas no están cómodas hablando de los problemas cutáneos de su vagina), ¡tranquila! ¡Tu ginecólogo lo ve todo!*
>
> ALYSSA DWECK

LIQUEN ESCLEROSO

Esta enfermedad es muy pesada. Es una dolencia cutánea crónica que suele afectar a mujeres posmenopáusicas. ¡Dile adiós a la regla y hola al liquen escleroso! La piel vulvar se vuelve más fina, blanca y arrugada, provoca picores y dolor, y puede afectar al clítoris, los labios y la zona anal. El picor enloquecedor es el síntoma más común. A veces es tan fuerte que impide el sueño. ¿No es para tirarse de los pelos? Atenta: pueden salirte moratones, grietas o fisuras. Aunque la causa no está clara, se relaciona con la genética y puede aparecer tras un trauma, una herida o abusos sexuales. No es contagioso y tal vez esté ligado a problemas inmunológicos. Tu médico le echará un vistazo, comprobará tu historial y confirmará el diagnóstico con una biopsia.

TRATAMIENTOS. Las cremas con corticoides son muy eficaces. A veces también ayudan las inyecciones de corticoides y los antidepresivos. Los síntomas pueden variar según pasa el tiempo de modo que a veces es necesario recibir más tratamiento.

¡ALERTA! Quienes padezcan liquen escleroso vulvar tienen más riesgo de sufrir cáncer de vulva. El diagnóstico precoz, el tratamiento efectivo y las revisiones periódicas reducen ese riesgo.

PSORIASIS

Es una enfermedad heredada que provoca enrojecimiento e hinchazón (lesiones en forma de disco) con descamación. No solo es fea, también pica. A algunas mujeres les afecta la vulva, además de otras zonas del cuerpo como el cuero cabelludo y detrás de las orejas.

TRATAMIENTO. Crema con corticoides.

DERMATITIS

No es más que el sarpullido que te sale al exponerte a un agente irritante. Puede deberse a una ducha vaginal, al desodorante, al detergente, a las toallitas húmedas, a los baños de burbujas, a los geles o al elástico de las bragas... Lo pillas, ¿no? Puede tener muy mal aspecto y presentar ampollas enrojecidas o con pus.

TRATAMIENTO. Cremas con corticoides, remedios contra el picor y evitar irritantes.

APUNTE. ¿Te rascas? ¡Súmate a los 7,5 millones de estadounidenses con psoriasis!

HIDRADENITIS SUPURATIVA

Es una enfermedad crónica de las glándulas sudoríparas que puede infectar las ingles, la zona perianal y las axilas. Nadie sabe por qué algunas tenemos esta predisposición, pero es más común en mujeres con acné. Atenta: los síntomas incluyen puntos negros y abscesos enrojecidos y dolorosos que se inflaman, se rompen y sueltan pus. Se pueden formar túneles bajo la piel entre los abscesos y dejar cicatrices.

TRATAMIENTO. Antibióticos, antiinflamatorios y cirugía.

FOLICULITIS

¿A quién no se le ha enconado un vello después de pasarse la cuchilla? ¿A ti no? Pues no sigas leyendo, pero para las demás la foliculitis aparece cuando se infecta un folículo capilar. Lo normal es que te salgan rojeces, espinillas o un absceso, y que te pique la zona. También puede doler. Pero no solo pasa por afeitarte, hay otras causas, como traumas en la piel, obesidad, baños con agua muy caliente en bañeras o piscinas, llevar ropa ajustada, sudoración excesiva o dolencias como el acné o la dermatitis. La foliculitis suele curarse sola, pero si crees que tu caso es grave, tu médico la diagnosticará a simple vista o te hará un cultivo.

TRATAMIENTO. Baños templados, crema con el 1 % de hidrocortisona, lociones de avena, antibióticos tópicos u orales, drenaje quirúrgico (sobre todo si el absceso es grande).

PREVENCIÓN. Evita llevar ropa ajustada o irritante, mantén limpia la zona, aféitate con maquinilla eléctrica o con cuchilla nueva (o deja de hacerlo), evita ponerte ropa sucia y ni te acerques a un jacuzzi con falta de mantenimiento.

MOLUSCO CONTAGIOSO

Oye, ¿te metes en la cabina de rayos UVA en pelotas? No solo es malo para la cara y el resto del cuerpo (piensa: piel seca y cuarteada o, peor, cáncer de piel), sino que aumentas el riesgo de contraer el virus del molusco contagioso (MC). Y no pinta bien. El MC aparece en forma de pápulas hemisféricas del mismo color que la piel, con una depresión central. ¡Uf! Y es contagioso. Aunque la piel alrededor de la herida esté roja o pique, las lesiones no duelen. Dado que es contagioso, el MC se puede transmitir sexualmente o a través de objetos contaminados como toallas, ropa, juguetes sexuales... o la cabina de rayos UVA. Y aunque mejorará solo con el tiempo, vaya si te coge cariño. Si no tratas la infección, el brote te puede durar entre 6 y 9 meses.

TRATAMIENTO. Crioterapia, raspado (del tejido), nitrato de plata tópico o una crema recetada.

¿QUIÉN SE ALEGRA DE QUE LE DIAGNOSTIQUEN UNA FOLICULITIS?
Todas las que adoran sumergirse en una bañera con agua caliente y pensaban que habían contraído un herpes.

> *Algunas pacientes se han atado un hilo a la base de la verruga y se lo han dejado hasta que la han estrangulado y se les ha caído. Es un remedio casero brutal, pero funciona y no es peligroso.*
>
> ALYSSA DWECK

VERRUGAS

Son esos trocitos de piel que cuelgan y se mueven. Son benignas y muy habituales. ¿Por qué te salen? En fin, los expertos creen que es cosa del roce de la piel. Si tienes un marcado sobrepeso o diabetes, tendrás más probabilidades de que te salgan. Tómatelas como otro motivo para controlar el peso. Si bien no son peligrosas y las pequeñas igual se caen solas, se pueden tratar si no te gusta su aspecto.

TRATAMIENTO. Crioterapia, cauterización, cirugía.

PIGMENTACIÓN VULVAR

Sí, puedes pasar de tener la piel clara a tenerla oscura. El oscurecimiento de la piel (hiperpigmentación) en la zona vulvar puede deberse a las hormonas. Por ejemplo, el embarazo puede aumentar la coloración en los labios mayores, el borde de los labios menores y el perineo. La piel de la vagina también se oscurece por algunos medicamentos y problemas cutáneos crónicos. Y cuidado con la depilación intensiva o la cera agresiva: las dos te pueden provocar hiperpigmentación si tu vagina tiene esa tendencia.

ACANTOSIS NIGRICANS

Es una enfermedad cutánea que aparece como piel pigmentada de aspecto aterciopelado y marrón en las ingles (la línea de la ropa interior), las axilas, debajo del pecho y el cuello. Se asocia con la diabetes, la obesidad, las píldoras anticonceptivas orales y algunos problemas endocrinos, normalmente el síndrome de ovarios poliquísticos. Tu médico diagnosticará si tienes SOP gracias a tu historial médico y una revisión. Es posible que también te hagan un análisis de sangre y una ecografía pélvica.

TRATAMIENTO. Pérdida de peso, cambio de dieta, tratamiento de la enfermedad subyacente si existe.

LUNARES

Pueden aparecer en cualquier parte del cuerpo, incluso en la vulva, y son de color carne, rojos, marrones o negros. Te los puedes encontrar solos o acompañados. Tras la exposición al sol o un tratamiento de bronceado, y en la adolescencia y el embarazo, pueden oscurecerse. Si son benignos (la mayoría), no necesitan tratamiento. Sin embargo, si los lunares crecen, cambian de textura, sangran, pican o se inflaman, habrá que hacer una biopsia o quitarlos para asegurarse de que no son cancerosos.

¡TEN CUIDADO!

A veces cuesta diferenciar entre un lunar inofensivo y algo más peligroso. Mírate las partes íntimas con regularidad por si hay algo que debieras comentarle a tu médico. Aquí te explico algunos problemas cutáneos graves que puedes tener en la vulva:

NEOPLASIA VULVAR INTRAEPITELIAL (VIN). Es precáncer en la vulva. Es decir, si no se detecta y se trata a tiempo, podría desarrollar un cáncer. Puede tener forma de lesiones blanquecinas, rojizas, oscuras, gruesas o erosionadas. El médico te dirá si necesitas una biopsia.

CÁNCER VULVAR. Suele darse en mujeres blancas mayores de 60 años. Los síntomas son picor, escozor, dolor y cambios en el color de la piel. A veces hay un tumor, una úlcera o nódulos linfáticos inflamados en las ingles. Tu médico hará una biopsia para saber si es cáncer. Si lo es, el tratamiento requiere cirugía. En algunos casos, también radioterapia o quimioterapia.

MELANOMA. Es una forma avanzada de cáncer de piel que puede crecer en la vulva. Normalmente empieza con un lunar que aumenta de tamaño, cambia de color o se oscurece. Tiene bordes irregulares y sangra con facilidad. El melanoma puede ir del color marrón al negro azulado. El médico tomará muestras para una biopsia. Las lesiones precoces se suelen extirpar con cirugía.

INFORMACIÓN PRIVILEGIADA PARA MIMAR TU VAGINA

Bueno, pues ahora vamos a hablar de cómo tratar tus partes con el cariño y el respeto que se merecen para que estén siempre preciosas y resplandecientes:

- Replens, Vaginesil o GineCanesgel son hidratantes no hormonales que pueden mantener tu vagina húmeda. No son los lubricantes (como Astroglide) que usas durante el coito. Los hidratantes vaginales son como las cremas de manos… pero para la vagina.

- Algunas mujeres disfrutan del masaje perianal (¿quién no?) con vitamina E o aceite de coco para mantener la zona elástica.

- También hay óvulos de vitamina E que se pueden comprar en parafarmacias. Son cápsulas que se disuelven con rapidez en la vagina. Nota: No hablamos de la vitamina E que se compra en cualquier parte, porque esa no se disuelve tan bien.

- Suelo recomendar cremas enriquecidas con ácido hialurónico (un lubricante alucinante), vitamina E y aloe vera para la inserción vaginal.

> *¡Ha llegado la hora de que maduremos y descubramos nuestras vaginas!*
>
> LORETTA SWIT

QUÉ NO PONERSE Y OTRAS LÍNEAS ROJAS

Si quieres mantener saludable e hidratada la piel de tu vulva, nada de agentes químicos ni tejidos que la rocen sin compasión. ¡Abajo la fricción! Para lavar la ropa que va a estar en contacto con tu vulva, evita los detergentes perfumados y elige productos sin colorantes ni olores. Y no te pases: usa la mitad de lo que dice el envase, sea del tipo que sea. Además, ni te acerques al suavizante ni a las toallitas para la secadora si tienes la piel sensible. Menos es más. Mejor secar en el tendedero, a menos que el día esté lluvioso. Y que corra el aire. Duerme sin ropa interior o con pijamas holgados; o, mejor todavía, en camisón. Evita los pantis, o ponte sexy y cuida de la salud de tu vagina al mismo tiempo cortando la zona de la entrepierna. Quítate la ropa húmeda o sudada enseguida. Y nunca elijas bragas con felpa sintética. Apúntate al algodón.

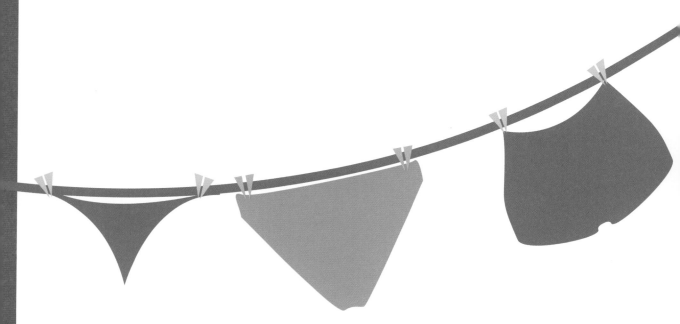

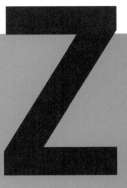

Z

DE ZEN

Mima tus partes íntimas
y cuida la conexión
mente-vagina

Bromas aparte, y tan seguro como que Kim Kardashian se ha hecho sus arreglitos, la conexión mente-cuerpo es totalmente real. Si tienes dudas, un dato: las investigaciones sobre el orgasmo han descubierto que es posible tener un orgasmo sin que haya contacto físico o tocando partes no erógenas del cuerpo, como la nariz o una rodilla.

Es normal tener orgasmos en sueños, lo que apunta a la posibilidad de que sea la mente el principal vehículo del placer. Nadie sabe a ciencia cierta por qué sucede. Pero de la misma manera que los orgasmos en la masturbación son iguales que los experimentados durante el coito, los orgasmos inducidos por la mente no parecen ser muy distintos. Así que si eres capaz

> *Tensión: quien crees que deberías ser.*
> *Relajación: quien eres.*
>
> PROVERBIO CHINO

de tener un orgasmo solo con la mente, ¡estás entre las afortunadas! Para las demás, un viaje mental tal vez no sea muy excitante, pero hay que saber que la mayor parte del tiempo la cabeza es quien manda.

CONTROLA EL ESTRÉS

La mejor forma, tal vez la única, de que tu mente se ponga a tono pasa por librarse del estrés y concentrarse en la diversión. En serio, es así de simple... o no. El sexo y el estrés van de la mano. Muchas lo sabemos por instinto y lo confirmamos cuando la libido nos abandona después de una semana particularmente estresante. No es sorprendente que haya estudios que corroboren nuestras sospechas: los factores de estrés de nuestra vida pueden afectar a la libido. Factores como el trabajo, el dinero, las responsabilidades del día a día y la pareja pueden influir en nuestra libido.

Cuando estamos estresadas o nerviosas, nuestros cuerpos lo saben... y nuestras vaginas a veces se asustan. Podemos sufrir desde sequedad vaginal hasta anorgasmia, pasando por algún horrible problema cutáneo o (¡pavor!) vaginismo, una disfunción sexual que no es otra cosa que un espasmo involuntario de la musculatura que rodea la vagina, lo que impide la penetración. ¿Te puedo sugerir algunas formas de relajarte para que puedas excitarte? ¡Menuda paradoja!

PARA QUE LO SEPAS. Es habitual que mis pacientes embarazadas me digan que tienen orgasmos sin estimulación mientras duermen, y ni siquiera recuerdan haber tenido un sueño erótico.

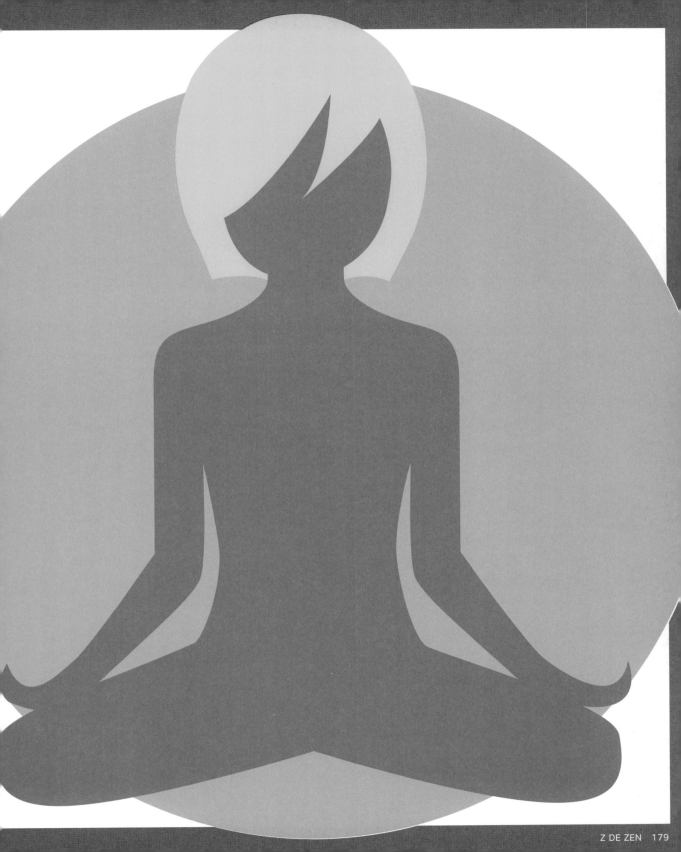

Mi preciosa vagina está ofendida. Yo no.
Es mi vagina la ofendida.

MEDITACIÓN

Un aplauso para la meditación. Muchos estudios realizados con estudiantes, pacientes, personas mayores, monjes, personas que sufren de dolores de cabeza y mujeres con SPM y problemas de infertilidad, entre otras cosas, han demostrado que la meditación puede ser de gran ayuda. Y no tienes que ser un budista acérrimo para aprovecharte de las ventajas que ofrece.

Si eres nueva en estas lides, tómatelo con calma y haz esto:

- Busca un lugar tranquilo de tu casa donde no te molesten.

- Siéntate en una silla de respaldo recto, así mantendrás bien la postura. Aunque lo que buscas es relajarte, no te conviene dormirte, así que no te tumbes en el sofá ni en la cama, ni te sientes en un sillón relax.

- Piensa en una palabra en la que te puedas concentrar. Las más comunes son «paz», «ram» u «om». Que no sea algo demasiado personal que pueda provocarte pensamientos.

- Cierra los ojos o mantén la mirada fija al frente, con los párpados entornados.

- Sigue el ritmo de tu respiración.

- Cuando inspires, piensa en la palabra elegida. Cuando sueltes el aire, repítela. Sigue así. Cuando tu mente se distraiga (que lo hará), tú tranquila. Retoma el ritmo con la palabra y respira.

- Las principiantes deben practicar la meditación durante 10 minutos y después incrementar el tiempo diario poco a poco hasta llegar a los 20 o 30 minutos.

- Cuando acabes, sigue sentada durante un minuto más y abre los ojos del todo para regresar al presente, fijándote en tu entorno. Mueve los dedos de las manos y los pies, y estira los brazos y las piernas si te apetece.

- Una vez que te acostumbres a meditar, cambia la postura y siéntate en el suelo en un cojín, con las piernas en la posición del loto o del medio loto (cruzada de piernas y con un pie encima del muslo contrario, o si es el loto completo, con ambos pies encima del muslo contrario) y concéntrate en la respiración o en una zona de tu cuerpo (como el corazón o el entrecejo o la coronilla).

NO ME DIGAS. Un estudio llevado a cabo por la Arizona State University con 58 mujeres de mediana edad descubrió que, cuando estaban de buen humor, aumentaba la posibilidad de que tuvieran ganas de marcha, es decir, de mantener relaciones sexuales con sus parejas.

YOGA

¿Cómo? ¿Eres de las pocas mujeres que no hace yoga? Bueno, por si sigues en el lado oscuro, te diré que la práctica del yoga puede liberarte la mente, endurecerte los glúteos, estirarte las extremidades y convertirte en un pibonazo. Este es el porqué: no disfrutarás del sexo si estás tensa y preocupada por el trabajo, la colada o la mirada de mala leche que te ha echado la vecina en el ascensor. Por eso el buen sexo empieza con una buena relajación, algo que puedes conseguir con el yoga.

La relajación no solo tiene beneficios emocionales, sino también físicos. Concentra la sangre en la parte central del cuerpo, de manera que está disponible para los genitales (en los hombres fluye hasta el pene para la erección y en las mujeres hacia las paredes vaginales, para la lubricación y la sensibilidad clitoriana). Al contrario, cuando estamos estresados, la sangre se acumula en las extremidades por si tenemos que luchar o huir. Es algo atávico.

APUNTE. Un estudio realizado en India con 50 estudiantes para medir sus niveles de ansiedad antes y después de empezar una clase de yoga demostró que, cuando comenzaban a practicar yoga, la ansiedad disminuía de forma considerable. Hay más evidencias de que el yoga nos ayuda de múltiples formas. Se ha demostrado que reduce el cortisol, el dolor de artritis y los dolores de cabeza, que aumenta la felicidad y que incluso mejora el control eyaculatorio. Oye... proponle a tu chico hacer juntos el perro bocabajo, una de las posturas básicas de yoga.

POSTURA PARA MEJORAR EL ORGASMO. La postura *upavista konasana* mejora la circulación de la sangre en la zona pélvica.

El sexo no es la respuesta. El sexo es la pregunta.
La respuesta es «sí».

Swami X

Si la respiración llega al abdomen, activa el centro del sexo.

Osho, espiritualista y escritor

RESPIRACIÓN

El buen sexo puede ser tan natural como respirar. Y se debe a que la respiración es lo que aumenta el placer sexual. Es el nexo entre la mente y el cuerpo, y, si nos concentramos en ella, nos anclamos al presente. Nos aleja de los pensamientos que nos pasan por la cabeza y nos conecta con la energía esencial (el prana, el chi o el ki). Respirar nos hace ser accesibles y aumenta la capacidad para establecer una relación íntima con la pareja.

RESPIRACIÓN EN PAREJA

La respiración es poderosa y reveladora. Sin ella, no estaríamos vivos. Cuando estamos estresadas, tenemos miedo o nos enfadamos, respiramos de forma agitada. Cuando nos sentimos queridas, seguras y relajadas, respiramos lenta y profundamente. Esta es la respiración que nos conviene cuando estamos en pareja.

Ⅰ El objetivo de este ejercicio es que tu pareja y tú respiréis al unísono. Si sois capaces de hacerlo, descubriréis que es una experiencia muy íntima (a veces trascendental).

- Sentaos el uno enfrente del otro y miraos a los ojos.

- Mantened la postura hasta que os sintáis cómodos.

- Cuando estéis preparados, bajad la mirada al abdomen de la pareja y mirad cómo se expande y se contrae con la respiración.

UN APUNTE SOBRE EL *FENG SHUI*

El *feng shui* es un arte oriental que te ayuda a transformar tu aburrido dormitorio en un erótico *boudoir*. Porque no se trata de cambiar solo su aspecto, sino también el flujo de la energía que te rodea. Aunque te parezca ridículo, prueba con algunas de estas sugerencias para ver si el cambio afecta o no a tus relaciones sexuales.

DESPEJA EL ENTORNO. Según un estudio, cuando nuestro espacio está demasiado lleno de objetos, nos sentimos ansiosos y no podemos concentrarnos. Esto sucede en el dormitorio y en cualquier otra estancia de tu casa. El *feng shui* nos lo explica de otra manera. El exceso de objetos puede bloquear el flujo de energía positiva. Intenta despejar tu dormitorio de objetos. Tal vez quieras redecorar e invertir en unas sábanas nuevas. Ya puesta, haz limpieza y tira cualquier objeto que te recuerde a un antiguo ex.

MANIFIESTA COMPAÑÍA. Parece raro, pero es sencillo. Según el *feng shui*, algunos objetos evidencian unidad, y otros, pareja. Si buscas esto último, es importante tener dos mesillas de noche (no una) y nada de velas solitarias. Y, por favor, no pongas fotos tuyas donde estés sola, aunque estés con pose erótica.

AMBIENTE SECO. El agua está prohibida en el dormitorio porque apaga el elemento fuego. Dicho de otra manera: te interesa avivar las llamas de la pasión, no apagarlas. Así que nada de fotos de cascadas, de ríos, de lagos o de océanos. Nada de acuarios. ¿Y la máquina para reproducir el sonido de las olas o la lluvia? Olvídala.

- Después, coloca una mano en el abdomen de tu pareja y siente el movimiento de la respiración. A estas alturas, seguro que tu cuerpo se ha sincronizado con el suyo. No le des mucha importancia. Sigue respirando con normalidad.

APUNTE. Según las enseñanzas tántricas, si respiras con rapidez, la excitación sexual será potente y rápida. Si respiras lentamente, el deseo aumentará poco a poco. Si quieres aumentar tu confianza sexual, que tus exhalaciones sean lentas y largas.

- Cierra los ojos. ¿Escucháis vuestras respiraciones?

- Presta atención a otras señales mientras respiráis a la vez. ¿Te sientes más relajada? ¿Más feliz y cariñosa? ¿Te apetece un poco más de intimidad? ¿Te has excitado?

- Seguid durante cinco minutos o más. Cuando os apetezca cambiar de postura, lo haréis de forma natural.

- ¡Acabáis de hacer un ejercicio tántrico básico!

GLOSARIO SELECCIONADO

Acantosis nigricans vulvar: Cambios en la piel simétricos, difusos y de aspecto aterciopelado, que van desde el marrón al negro grisáceo y que suelen aparecer en las ingles o las axilas de mujeres con SOP.

Analgésicos tópicos: Cremas, lociones, friegas, geles o aerosoles que te pones en la piel. Los médicos los recomiendan junto con otros medicamentos para aliviar el dolor de forma temporal.

Anoscopia: Prueba que se hace con un pequeño instrumento tubular rígido llamado anoscopio (o espéculo anal). Se introduce unos centímetros en el ano para evaluar la zona. Se usa para diagnosticar hemorroides, fisuras anales y algunos tipos de cáncer.

Atrofia vaginal: El adelgazamiento del tejido vaginal por culpa de un descenso de estrógenos.

Baños de asiento: Baño en el que una persona se sumerge en agua hasta las caderas. Se usa para aliviar las molestias y el dolor de la parte inferior del cuerpo, como los causados por las hemorroides o los posteriores al parto.

Biopsia: Prueba que consiste en tomar una muestra de células o tejidos para que un patólogo las analice y determine si hay enfermedad y su grado.

Capuchón clitoriano: También llamado *preputium clitoridis* y prepucio clitoriano, es un pliegue de piel que rodea y protege el clítoris.

Cérvix: La abertura del útero, del latín *cervix uteri*, «cuello de la matriz».

Cesárea: Procedimiento quirúrgico mediante el cual el niño nace a través de una incisión abdominal.

Citología: Prueba de control para el cáncer cervical (y también vaginal).

Clítoris: El pequeño órgano eréctil femenino situado en la unión anterior de los labios menores. Se desarrolla del mismo tejido embriónico que el pene y responde a la estimulación sexual.

Depilación: La eliminación voluntaria del vello. La forma más habitual es el afeitado o la cera.

Diabetes del embarazo: La sufren las mujeres que durante el embarazo muestran elevados niveles de azúcar en sangre (glucosa).

Dietilestilbestrol (DES): Estrógeno sintético no esteroide usado para evitar abortos y otras complicaciones durante el embarazo entre 1938 y 1971 en Estados Unidos. En 1971, el organismo encargado de la seguridad alimentaria emitió una alerta acerca del uso del DES en el embarazo, después de que se encontrara relación entre la exposición al estrógeno sintético y el desarrollo de adenocarcinomas de vagina y de cérvix en jóvenes cuyas madres lo tomaron mientras estaban embarazadas.

Dispositivo intrauterino (DIU): Un pequeño dispositivo en forma de T que se introduce en el útero para evitar embarazos.

Duchas: Se suele referir a la irrigación vaginal o al lavado de la vagina, pero también al lavado de cualquier cavidad corporal.

Ejercicios de Kegel: Bautizados con el nombre del doctor Arnold Kegel, consisten en contraer y relajar los músculos del suelo pélvico, a los que es habitual referirse coloquialmente como «músculos de Kegel».

Enfermedad de transmisión sexual (ETS): Enfermedad con alta probabilidad de transmitirse entre humanos a través del sexo, incluida la penetración vaginal, el sexo oral y anal, y el contacto directo con la piel.

Episiotomía: Incisión quirúrgica del perineo y de la pared vaginal posterior durante la segunda fase del parto.

Erógeno: Productor de excitación sexual o gratificación libidinosa cuando se estimula.

Estrógenos: Hormonas segregadas principalmente por los ovarios. Los estrógenos externos se usan para el tratamiento de los sofocos y el sudor en mujeres menopáusicas. Algunos preparados de estrógenos también se usan para tratar la sequedad vaginal, el picor o el escozor, o para prevenir la osteoporosis.

Examen pélvico: Revisión médica completa de los órganos pélvicos, tanto internos como externos, por parte de un médico.

Fibromas: Tumores musculares no cancerosos. Si se desarrollan en el útero se llaman miomas.

Fisuras: Incisión, división natural, pliegue profundo o rasguño que aparece en distintas partes del cuerpo.

Folículos: Se desarrollan en uno de los ovarios aproximadamente una semana antes de la mitad del ciclo menstrual.

Hematoma: Acumulación localizada de sangre fuera de los vasos sanguíneos, normalmente líquida, atrapada entre el tejido. Se diferencia de la equimosis (cardenal), que es la acumulación de sangre bajo la piel en una fina capa.

Herpes: Enfermedad de transmisión sexual (ETS) provocada por los virus del herpes tipo 1 (HSV-1) o tipo 2 (HSV-2). Los síntomas incluyen aparición recurrente y lesiones dolorosas.

Himen: Una membrana que cubre parcialmente la abertura vaginal externa.

Histerectomía: Procedimiento quirúrgico para extirpar el útero o la matriz con o sin la extirpación del cérvix. El cérvix se puede conservar (histerectomía supracervical) en muchas situaciones. Después de una histerectomía no hay reglas ni te puedes quedar embarazada.

Hormona foliculoestimulante (FSH): Hormona encontrada en humanos y otros animales. La sintetiza y segrega la glándula pituitaria anterior en el cerebro. En las mujeres, la FSH estimula el crecimiento de los folículos ováricos antes de liberar el óvulo y la hormona estradiol.

Infección por hongos: Este tipo de hongos *(Candida)* viven en la vagina en pequeñas cantidades. La infección vaginal se produce cuando los hongos se han multiplicado en la vagina.

Inhibidores selectivos de la recaptación de la serotonina (ISRS): Un tipo de antidepresivos usados para el tratamiento de la depresión, el SPM y los síntomas de la menopausia. Es normal que haya bajos niveles de serotonina con la depresión.

Labioplastia: Permite la reducción o la transformación de los labios, tanto mayores como menores, en caso de que sean abultados o asimétricos.

Labios vaginales: Hay dos pares. Los exteriores o labios mayores son más grandes y abultados, mientras que los labios interiores o labios menores son pliegues de la piel que suelen estar ocultos por los labios mayores. Los labios rodean y protegen el clítoris, así como las aberturas de la vagina y de la uretra.

Leucorrea: Fluido vaginal de aspecto normalmente claro y fluido sin infección.

Liquen escleroso: Enfermedad cutánea crónica que provoca intensos picores. Suele afectar la zona genital y anal.

Lutropina u hormona luteinizante (LH): Hormona producida por la glándula pituitaria anterior del cerebro. En las mujeres, un aumento drástico de LH provoca la ovulación.

Miomas: Tumores musculares benignos que crecen en el interior, el exterior y la pared del útero. No son cancerosos.

Moco cervical: Secreciones del cérvix. Los cambios en el moco cervical se analizan para determinar la ovulación. Durante esta, el moco cervical aumenta en cantidad y se vuelve más elástico.

Monte de Venus: Capa de grasa que cubre el hueso púbico y lo protege durante la penetración.

Neoplasia vulvar intraepitelial (VIN, por sus siglas en inglés): Células atípicas precancerosas de la piel de la vulva.

Ovulación: Parte del ciclo menstrual en la que un folículo ovárico maduro (en el ovario) libera un óvulo (también conocido como gameto femenino u ovocito). Durante este proceso el óvulo desciende por las trompas de Falopio, donde podrá ser fecundado por el esperma.

Perimenopausia: También llamada transición menopáusica, la fase de la vida reproductiva de una mujer que comienza unos ocho o diez años antes de la menopausia, cuando los ovarios empiezan a producir menos estrógenos. Suele empezar alrededor de los 40 años, pero también en los 30. La perimenopausia dura hasta la menopausia (doce meses sin menstruación).

Píldora del día después: Método anticonceptivo de emergencia para evitar un embarazo no deseado después de mantener relaciones sexuales sin protección.

Pólipos: Crecimientos atípicos de tejido que sobresalen de superficies corporales, como las paredes uterinas o el cérvix, o una membrana mucosa, como la vagina.

Progesterona: Hormona segregada por el folículo ovárico vacío después de la ovulación. Es más abundante durante la última fase del ciclo menstrual, tras la ovulación. La progesterona hace que el endometrio engrose y se prepare para la implantación del óvulo fecundado.

Quiste ovárico: Pequeñas bolsas llenas de líquido que se desarrollan en los ovarios. La mayoría son inofensivos, pero algunos pueden causar problemas como roturas, sangrado o torsiones.

Síndrome de ovarios poliquísticos (SOP): Dolencia compleja en la que hay desequilibrio en las hormonas sexuales femeninas por la falta crónica de ovulación. Este desequilibrio hormonal puede provocar cambios en el ciclo, acné, crecimiento excesivo del vello e infertilidad.

Síndrome del shock tóxico (SST): Una enfermedad potencialmente mortal provocada por una toxina. Se caracteriza por fiebre alta, sarpullidos, shock y fallo multiorgánico. En algunos casos se ha relacionado con el uso de tampones.

Síndrome premenstrual (SPM): También conocido como tensión premenstrual, es un grupo de síntomas físicos y psíquicos relacionados con el ciclo menstrual.

Suelo pélvico: Se refiere al grupo de músculos que forman una especie de hamaca en la abertura de la pelvis femenina.

Terapia hormonal sustitutiva: Consiste en suplementos de estrógenos y progestina para mujeres con síntomas de menopausia, como sofocos, sudores nocturnos o sequedad vaginal.

Trastorno disfórico premenstrual (TDPM): Una dolencia asociada con problemas físicos y psíquicos graves muy relacionados con el ciclo menstrual. Los síntomas suelen aparecer en la segunda mitad del ciclo y desaparecen al empezar la menstruación o poco después. Los síntomas son lo bastante graves para provocar molestias y alteraciones en la vida personal y en la salud.

Tumor secretor de andrógenos: Un tumor, normalmente en la glándula suprarrenal, que segrega hormona masculina.

Uretra: El conducto que lleva la orina de la vejiga al exterior del cuerpo.

Virus de inmunodeficiencia humana (VIH): El virus que provoca el síndrome de inmunodeficiencia (sida), una enfermedad que lleva al fallo del sistema inmunitario y que permite que aparezcan infecciones oportunistas y letales, así como el cáncer. La infección se produce a través de sangre, semen, fluido vaginal, fluido preseminal o leche materna infectados.

Virus del papiloma humano (VPH): La enfermedad de transmisión sexual más común. Hay muchos tipos de VPH que pueden infectar la zona genital de hombres y mujeres. También pueden infectar la boca y la garganta. La mayoría de los infectados desconoce que lo está.

Vulva: Genitales femeninos externos, formados por los labios mayores y menores, la entrada de la vagina, el perineo y el clítoris.

Zona de transición: La zona del cérvix más susceptible de presentar lesiones precancerosas y cancerosas. Es el límite entre el endocérvix y el exocérvix.

ÍNDICE

Nota: Los números de página en negrita señalan definiciones del glosario. Los números de página entre paréntesis indican respuestas de test.

FUENTES DE LOS APUNTES

Página 28: abcnews.go.com/Health/ReproductiveHealth/sex-study-femaleorgasm-eludes-majority-women/story?id=8485289

Página 32: www.arhp.org/publications-and-resources/quick-reference-guide-for-clinicians/postpartum-counseling/contraception

Página 48: www.washingtoncitypaper.com/columns/the-sexist/blog/13118748/rubber-barons-why-doesnt-your-boyfriend-know-jack-about-contraception

Página 56: abcnews.go.com/Health/story?id=117526

Página 74: www.theguardian.com/uk/2002/may/08/research.health

Página 75: qz.com/883888/orcas-are-one-of-only-three-species-to-experience-menopause-and-its-the-secret-to-spreading-their-genes/

Página 77: www.ncbi.nlm.nih.gov/pmc/articles/PMC2838208/

Página 83: *Healthy Transitions: A Woman's Guide to Perimenopause, Menopause, and Beyond* de Neil Shulman y Edmund S. Kim

Página 106: www.maximhy.com/blog/2014/03/05/a-brief-history-of-pads-and-tampons/

Página 115: www.medicaldaily.com/big-o-10-facts-about-orgasms-will-blow-your-mind-305460

Página 131: www.everydayhealth.com/digestive-health/is-it-hemorrhoids-or-something-else.aspx

Página 140: www.ashasexualhealth.org/stdsstis/statistics/

Página 145: www.sex-in-human-loving.com/sextoys.html

Página 172: www.aad.org/media/stats/conditions/psoriasis

Página 181: www.ncbi.nlm.nih.gov/pmc/articles/PMC3714937/

NOTA SOBRE LAS AUTORAS

Alyssa Dweck es ginecóloga de Westchester County, Nueva York. Se graduó en el Barnard College y tiene un máster de la Universidad de Columbia. Es licenciada en Medicina por la Facultad de Medicina de la Hahnemann University. La han elegido «la Mejor Doctora» en la *New York Magazine*, y sus intereses y experiencia se centran en la salud sexual femenina y en la terapia sexual. Es profesora titular de la Mount Sinai School of Medicine, asesora del Hospital Massachusetts General, ha participado en numerosos comités (incluyendo el Health Advisory Board de la *Family Circle Magazine*) y en muchas comisiones de distinta naturaleza.

La doctora Dweck ha aparecido en *The Today Show* y escribe una columna en *Women's Heatlh Magazine*. También colabora en *YM Magazine* y ha colaborado en *Cosmopolitan*, *SHAPE*, *Family Circle*, *Health*, *Women's Health* y *Girl's Life*. Ha escrito para las webs de *Bustle*, *Buzzfeed*, *Fox News*, *WomensHealthOnline*, *EverydayHealth*, *Cosmo*, *Parents*, *SheKnows*, *Shape* y *Self,* por nombrar unas cuantas. Fue ayudante de investigación de la doctora Joyce Brothers y es una exitosa triatleta, además de aficionada a los coches deportivos en su tiempo libre. Vive en Scarsdale, Nueva York, con su marido, sus dos hijos y su bulldog inglés.

Robin Westen ganó un Emmy como guionista del programa de salud *FYI* de la cadena ABC. Ha escrito dieciséis libros, entre los que se incluyen *12-Minute Sex Solution*, *The Yoga-Body Cleanse* y *Relationship Repair*. Westen también ha publicado artículos sobre salud, relación de pareja y sexo en muchas revistas, como *Psychology Today*, *Self*, *Family Circle*, *Parents* o *Cosmopolitan* entre otras. Tenía una columna sobre sexo en *Woman's Own Magazine* y durante dieciocho años tuvo otra en *Woman's World Magazine*. Divide su tiempo entre Brooklyn y Vermont.

AGRADECIMIENTOS

A mi increíble colaboradora, la extraordinaria escritora, Robin Westen, gracias por tener la Visión. Eres una inspiración. Gracias a Katherine Furman y a Ashley Prine por vuestra persistencia, paciencia y profesionalidad en esta Aventura. Gracias a mis mentores, el doctor Kaighn Smith, que me retó a «hacerlo todo» y al doctor Michael Krychman por dejarme extender las alas y abandonar la comodidad. Mis más sinceras gracias a una de mis colegas ginecólogas y amiga, tú sabes quién eres. Gracias por mantenerme cuerda. A mi hermano, Stuart, gran motivador. A mi madre, por legarme los dones de la compasión y la empatía. A mi padre, por inculcarme la ética del trabajo y el ímpetu arrollador. Y a mis preciosos hijos, Zane y Jace, gracias por haber oído más cosas de las que queríais sobre la vagina.

ALYSSA DWECK

Muchísimas gracias a la doctora Alyssa Dweck, porque, sin ella, este libro lleno de datos pero a la vez tan divertido no habría sido posible. Muchas gracias a la maravillosa Katherine Furman, editora visionaria y un alma poderosa, y a Ashley Prine por su increíble talento artístico. Gracias a Fair Winds por creer en la vagina. Gracias a todas las vaginas de todas las edades, tamaños, formas, sensibilidades, orientaciones sexuales, identidades de género, colores y culturas. Y gracias a todos los que elijáis el amor, estéis donde estéis.

ROBIN WESTEN